アタッチメントの精神医学

愛着障害と母子臨床

山下 洋
Hiroshi Yamashita

日本評論社

はじめに

　さまざまな逆境や剥奪的な環境におかれた子どもの早期発達とその後のライフコースについて、大規模なコホート研究から次々に新たな知見がもたらされている。さらに、認知神経科学の新たなテクノロジーにより、子どもの心の問題と脳機能の発達プロセスがこのライフコースのうえに重ね描きできるようになった。心を育てる早期環境を形作る重要な要素としての養育的ケア（Nurturing Care）の意義が脳科学の視点から再検証され、長期的な影響も明らかになった。その結果、剥奪的な環境にさらされることは、子どもの権利保障にかかわる福祉問題であると同時に健康問題でもあることが、広く認識されるに至っている。

　心理社会的な危機にある子どもと家族への支援は、児童思春期精神保健の臨床実践の中心的な課題であるが、有効な知識、手立て、資源は整備の途上にある。筆者は児童精神科医として、社会的養護のもとにある子どもと家族にかかわるなかで、複数の領域にまたがる多様な問題に遭遇してきた。それらは複雑に絡み合った様相を呈しているが、安全と生殖にかかわる「アタッチメント」という概念を軸に整理していくと、いくつかの中心的な課題として集約され浮かび上がってきた。本書は筆者がそれらについて検討した諸論文に修正を加えて再構成し、『アタッチメントの精神医学』として1冊にまとめたものである。課題は3つの領域に大別される。

　第一は診断学的な位置づけの問題である。DSM（Diagnostic and Statistical Manual of Mental Disorders）などの精神科診断システムで導入された操作主義は、心の問題を可視化し、開かれた検証の場に導いた。しかしながら、この操作的診断を早期から剥奪的な環境で育った子どもたちが呈している状態像に適用すると、当惑するほど複雑な記述となっていった。臨床的に有効

な、つながりとまとまりのある見立てに至ろうとすると、目の前の子どもの姿は数多くの併存診断とともに離散していくように思われた。第1部にはこの難題を、発達精神病理学、そしてアタッチメント理論というレンズを通してみたときに得られる展望について、臨床実践のなかからまとめた3つの論文を収めた。さらに、アタッチメント理論の古典であるジョン・ボウルビィの「愛着と喪失」3部作を発達精神病理学の視点から再読し、包括的に提示することを試みた論文を加えた。

　第二は、発達途上の子どもにとって重要な関係性の問題を、精神医学の枠組みでどのように記述し、介入しうるかということである。ドナルド・ウィニコットの「一人の赤ちゃんというものは存在しない。ただ一組のお母さんと赤ちゃんが存在するだけだ」という臨床的命題を実践のなかにフォーミュレート（定式化）することが、周産期および乳幼児精神保健における二世代へのアプローチとして具現化しつつある。第2部には、子どもの心が出会う最初の重要な他者である母親・養育者との関係性の問題のアセスメントと介入に関する論文を収めた。とくに不適切養育や心の問題の世代間伝達は関係性への介入において不可欠な視点であり、その機序についての総説も取り上げている。子どもの側に焦点づけた母子臨床のテーマである「母性のコンステレーション（布置）」と、母親の側に注目した周産期うつ病やボンディングの障害に対する周産期メンタルヘルスの取り組みとが相互に補完し合うことで、ライフコースを通じた二世代へのアプローチのたしかなスタートが準備される。

　第三は、アタッチメント理論と発達精神病理学から得られた概念や知見を、精神科臨床の実践にいかに活かすかである。アタッチメントに基づくフォーミュレーションと介入は、精神療法など精神科治療の土台をなす、いわば共通要素として考えることができる。メンタライゼーションはまさにその好例である。筆者が臨床研修を受けた児童思春期病棟での入院治療の症例報告を再読すると、メンタライゼーションの概念や肯定的な安全基地行動を引き出し、変化を促進するような治療構造について考察していた。このような治療における関係性と構造は、児童思春期臨床について教え・学ぶ関係性と対応している。アタッチメントの理論と実践の循環が、教え・学ぶ相互的な

2

関係性として世代間で伝達していくことで、治療的な共同体や多職種連携、地域づくりへと発展していく。

　最後に補章として、カナダ・ブリティッシュコロンビア州の社会的養護と子ども虐待予防の現状に関する論考を加えた。そこでは、多様性の尊重とトラウマからの回復に、新たな価値を創出する社会実験として取り組んでいる同州の実践を報告している。親であり子でもある、語り手であり聞き手でもある当事者と支援者が育み育まれる、いわば肯定的な世代間伝達のモデルを提示するものである。

はじめに　3

目　次

はじめに　1

第1部　アタッチメント障害の診断学──進化するアタッチメント理論

第1章　アタッチメント理論と発達精神病理学………………………………… 9

ある赤ちゃんと家族の素描／アタッチメント理論と精神病理をつなぐもの／アタッチメント理論の外側には何があるのか／母子関係の先にあるものは何か／過去と未来を超えるもの

第2章　アタッチメントの臨床診断とフォーミュレーションの意義
──反応性アタッチメント障害を中心に ……………………………… 21

はじめに／反応性アタッチメント障害の臨床診断における課題／米国と欧州におけるアタッチメントの障害への精神医学的アプローチの差異／診断からフォーミュレーションへ──生物学的視点とアタッチメント理論の統合／発達的かつ重層的なアタッチメントに基づく介入に向けて

第3章　発達精神病理学からみたトラウマとアタッチメント ……………33

トラウマとアタッチメントが注目される背景／不適切養育と子どもの精神保健の問題／発達的観点からみたPTSD／今後の課題

第4章　ボウルビィの古典から読み解くアタッチメント精神医学の新たな可能性
──「愛着と喪失」3部作を中心に ………………………………… 45

アタッチメント理論の萌芽と「愛着と喪失」3部作／第3巻『対象喪失：悲哀と抑うつ』／第2巻『分離：不安と怒り』／第1巻『愛着行動』／おわりに──"進化"し続けるアタッチメント理論

第2部　周産期メンタルヘルスと母子臨床──ボンディングとその障害

第5章　母子関係と乳幼児精神医学 …………………………………………… 61
はじめに／発達早期の母子関係の精神医学的研究／母子関係の評価方法と臨床応用／母子関係への精神療法的介入のターゲットと有効性／おわりに

第6章　母子精神保健と世代間伝達 …………………………………………… 77
はじめに／世代間伝達の生物学的側面──個体の行動形質／世代間伝達の社会学的側面──子ども虐待の臨床研究から／世代間伝達の予防的介入に向かう新世代の発達精神病理学──レジリエンスモデルと差次感受性仮説

第7章　周産期メンタルヘルスと社会的支援
　　　──今、地域保健師に期待される役割 ………………………………… 97
はじめに──周産期精神保健は健康問題である／スクリーニングから予防的介入へ／周産期メンタルヘルスケアにおける母子と家族の視点／地域の母子保健活動が担う周産期メンタルヘルスケア／おわりに──周産期からの統合されたケアに向けて

第8章　子ども虐待における養育者-子どもの関係性とその障害
　　　──アタッチメント形成と精神発達への長期的影響の視点から………111
はじめに／親子関係の問題の評価／アタッチメントに基づく関係性障害の診断・評価／子どもの発達への影響／親の側の精神病理／おわりに──不適切養育の世代間伝達へのアプローチ

第3部　精神科臨床の共通要素としてのアタッチメント

第9章　母子関係と子どもの不安、その治療 …………………………………123
人間の絆と不安の関係／親と子の不安を媒介するのは何か／症例呈示／親子の絆と心的外傷

第10章　思春期のアタッチメント──エビデンスから臨床へ ……………… 133

思春期のアタッチメントの多面性／母性的ケアの剥奪(Maternal Deprivation)の新たな視点／小児期逆境体験とアタッチメントの病態水準／リスクの世代間伝達と思春期／事例── 10代の妊娠と出産／思春期のアタッチメントの連続性と非連続性／思春期の親を育てる

第11章　メンタライジングの発達と乳幼児精神保健 ……………………… 145

はじめに／メンタライジングに関連する概念／乳幼児研究とメンタライジング／母子相互作用とメンタライジング／発達精神病理学とメンタライジング／おわりに

第12章　思春期・青年期の事例を通じて学び・教えること
──何が知識と経験を共有する過程を支えるか ……………………… 163

はじめに／児童思春期精神医学の教育・研修システムと思春期・青年期臨床の現状／思春期・青年期臨床の学びの過程を促進する要因

補　章　カナダ・ブリティッシュコロンビア州の児童福祉
──トラウマからの回復と子ども虐待の予防に向かうレジリエントな 文化の創造 ……………………………………………………………… 175

はじめに／BC州の児童福祉の歴史と現状／カナダにおける周産期の子ども虐待予防の現状──養育困難の世代間伝達は妊娠期から始まっている／多様性が可能にする社会的養護における権利擁護とアドボカシーの推進／おわりに──多文化を当事者の力に変える

おわりに　201

参考文献　203
索　引　225

第 1 部

アタッチメント障害の診断学
——進化するアタッチメント理論

第1章

アタッチメント理論と発達精神病理学

ある赤ちゃんと家族の素描

「震えが止まらず、息ができず、何かにとりつかれたように体が固まって動きません。真っ暗で怖くて、眠れなくて、いろんなものが見えて、涙が止まらず、夜は手を握っています。どうしたらいいのかわかりません」。外来を訪れた女性はとても急いでいて、怒ったような顔をして封筒を置いていったという。なかにあった幼い字で書かれたメモで怯えているのは女性なのか子どもなのか、主語のわからない訴えに戸惑った。

筆者がその女性に初めて会ったとき、暴力の絶えない夫婦関係のなかで妊娠が判明し、胎児への生理的な拒否感を冷たい口調で訴えていたが、面談の途中でかかってきた上の子どもからの電話には優しい母親の口調で答えていた。無事な出産を願う産科スタッフに抗議するかのようにお腹を叩き続けることもあったが、産後は心臓の問題があって新生児ICUにいる赤ちゃんを見て、限りある命なら自分が守り育てなければと感じたという。拒絶する気持ちを訴えながら完全母乳による育児を強く希望して、搾乳した母乳を病室

に届けることを繰り返す姿に周囲が戸惑うなかで女性は退院していった。

　筆者が母親と赤ちゃんが一緒の場面で初めて会ったのは、保健師が頻回に訪問しているにもかかわらず赤ちゃんの体重が増えないために、話し合いと説得の末、母親が赤ちゃんと分離された後だった。久しぶりの面会にもかかわらず、母親は楽しげで明るい表情であった。しかし、赤ちゃんは目を合わせず、体を左右に揺らしながらあてどなくさまようようで、母親にゆっくりと近づいていく。その様子を同伴していた乳児院のスタッフとともに息をのんで見ていると、甲高い声で話しかけ続けていた母親は黒い大きな日傘の尖った先を赤ちゃんに向け、機関銃の口真似をしながら、いきなり傘を開いた。目の前に真っ暗な世界が広がり、赤ちゃんは尻餅をついたまま顔を覆ってしまった。

　数年後に里親に伴われて会ったその子は、怒った目をして早口で話す小学生になっていた。周囲への過干渉や落ち着きのなさから注意欠如・多動症（ADHD）の治療を受け、学校では成績もよく利発に振る舞うようになったが、帰宅すると家族を暴君のように支配しようとし、献身的な里親の腕には痣ができていた。生みの母親からは毎日のように抗議の手紙が届き、里親は疲弊しきっていた。

　以上は、臨床で出会ったいくつかのケースのなかから拾い上げた断片であるが、1つのケースを詳細に記述したとしても、当惑するほどまとまりのない世界に投げ出される感覚は増していくばかりだろう。赤ちゃんと家族の育ちの過程に何が起きていたのか、まとまりとつながりのあるストーリーを考えてみたい。

アタッチメント理論と精神病理をつなぐもの

　ライフコースを通じた心身の健康における養育的ケア（Nurturing Care）の重要性は、社会制度や経済状況、文化的価値が変化し多様化するなかにあって、国や世代を超えた共通認識となっている。この認識を支えるアタッチ

メント理論を、その起源から振り返ってみよう。

ボウルビィによる母子関係の定式化

ラターがまとめた発達精神病理学の視点からの総説によれば、アタッチメント理論の第一のランドマークは、ボウルビィによる母子関係の理論的定式化である。

1944年の非行児と情緒的剥奪に関する論文以降、ボウルビィは、アタッチメント対象が存在することの心の育ちにおける重要性と、それを証左する母親からの分離や喪失のストレスについて臨床事例や社会調査を通じて描き出していった。そして、精神分析家として臨床に従事したタビストック・クリニックのソーシャルワーカーであったジェームス・ロバートソンとともに、小児病院に母親と離れて入院している17ヵ月から3歳までの乳幼児の訪問調査を行った。この研究で撮影された映像からロバートソン・フィルムというドキュメンタリー映画が生まれ、病院や施設で情緒的絆を剥奪された子どもの示す情緒的反応が社会に公開されることとなった。これは欧米の医療や福祉のシステムを変えていく社会現象へとつながった。

ストレンジ・シチュエーション法の考案

その影響下で、1970年代エインズワースらはアタッチメント行動の研究を始め、"アタッチメント理論の母"と呼ばれるようになった。彼女らの目には、母と子の交流はどのように映っていただろうか。

当初のエインズワースらの研究データは、北米の一般人口（いわゆる中流階級）の家庭養育で育った子どもを中心に集められた。研究では、養育者とのあいだに選択的な絆が形成されているという前提で、見知らぬ他者と出会う場面、養育者と分離して見知らぬ他者と残される場面、養育者と再会する場面が設定され、子どもが示すアタッチメント行動をコーディング（分類コードに基づき符号化）するという観察法がとられた。これが第二のランドマークとなるストレンジ・シチュエーション法（Strange Situation Procedure: SSP）である。

標準的な方法では、子どもが1人で残される時間は3分間に限るなど、軽

第1章　アタッチメント理論と発達精神病理学　**11**

表1-1　子どもと養育者のアタッチメントパターン（Goodman & Scott, 2005）

タイプ	子どもの行動の特徴	一般人口における割合	みられやすい養育スタイル	みられやすい養育者のアタッチメントパターン
Aタイプ Avoidant 回避型	探索時にほとんど社会的参照を行わない。分離に際しての苦痛も最小限。養育者との再会時に回避や無視。	15％	積極的にアタッチメント行動を拒絶するか、強度の侵入的なかかわり。やさしさの欠如、怒りの抑圧。	Dismissing 愛着軽視型
Bタイプ Secure 安定型	探索時に養育者を安全基地として利用。分離時に苦痛を示す。再会時に積極的に養育者を迎え慰めを求めた後、探索を続ける。	60%	子どものサインに対して敏感。子どものニーズに応答的。子どもの苦痛に即座に反応し、否定的な感情の緩衝材となる。	Autonomous 自律型
Cタイプ Resistant/ Ambivalent アンビヴァレント・抵抗型	最小限の探索行動。分離時に強い苦痛。再会時に落ち着かず、しがみつきと怒りの混合した両価的な態度。	10%	最小限で一貫しない応答性。	Preoccupied とらわれ型
Dタイプ Disorganized/ Disoriented 無秩序・無方向型	探索や再会場面でまとまりのある行動パターンが欠如。養育者のいる前での無秩序で無方向な行動から恐れや混乱が示唆される（例：体を揺する、顔を覆う、凍りつく、接近行動と回避行動が予期せず切り替わる）。	15％	脅かすような態度、予測不能。子どものキューに応答せず、子どものコミュニケーションや目標を無視。矛盾する二重のメッセージを出す（例：腕を差し出しながら後ずさる）。	Unresolved 未解決型

度の分離ストレスにとどまるよう調整がなされた。そうしたなかで示されるアタッチメント行動には、「回避と接近」および「怒りと抵抗」の二次元のものがあった。それらの強度のグラデーションに基づいて、アタッチメントパターンがAタイプ（回避型）、Bタイプ（安定型）、Cタイプ（アンビヴァレント・抵抗型）と暫定的に分類された（表1-1。Dタイプについては後述）。分類の過程では、分離の苦痛を示さず回避・抑制的な行動をとる子どもたちが当時の西欧の養育環境においては適応的なグループである可能性を考え、Aタイプとされたという。その後、AタイプとCタイプを併せて不安定型と呼ばれるようになった。安定型と不安定型の区分はあるが、それぞれのタイプは養育

12　第1部　アタッチメント障害の診断学

表1-2　無秩序・無方向型のアタッチメント行動の要素
(Lyons-Ruth & Spielman, 2004)

1　正反対の行動パターンを連続して示す。強いアタッチメント行動を示した後で、回避したり、固まったり、ぼーっとしたりするなど。
2　正反対の行動を同時に示す。強い拒絶を示しながら同時にかかわりを求めて苦痛や怒りを示す、など。
3　動作や表情の方向づけがない。誤った方向に向かったり、中断してしまう。苦痛をあてどなく表出しながら、母親に近づくよりも遠ざかってしまう、など。
4　常同行動、非対称の動き。タイミングのずれた行動やいびつな姿勢。理由もなく、あるいは親がいるときだけよろよろする、など。
5　凍りつき。静かでゆっくりした水中にいるかのような動きや表情。
6　親に対する不安の直接的な表現。背中を丸め、脅えた表情をする、など。
7　無秩序で無方向な状態の直接的な表現。あてどなくさ迷い歩く、混乱し呆然とした表情、さまざまな感情が急速に入れ替わる、など。

環境に適応したパターンと考えられ、病理的な意義は想定されていなかった。

Dタイプ（無秩序・無方向型）の発見

　メインとソロモンらは、ストレンジ・シチュエーション法を用いた研究論文において、養育者に対する接近／回避の次元のコーディングでは分類できない行動を示す子どもたちが10％程度いることを見出した。対象となった49組の母子のなかで、恐れの表情や回避のジェスチャーを示しながら母親に近づく子どもや、顔の前に手を突き出して母親と再会する子ども、不規則に手を叩きながらハイハイで進む子どもなど、5組が再会の状況には不釣り合いな行動や表情を見せた。分類不能とされたこれらのアタッチメント行動は、その後の研究で系統的に吟味され、無秩序・無方向型（Disorganized Type：Dタイプ）とコードされるようになった。Dタイプのアタッチメント行動の要素を表1-2に示す。これが第四のランドマークであるDタイプの発見である（第三のランドマークである反応性愛着障害については次節で述べる）。

　貧困、対人暴力など深刻なストレス下におかれた母子のペアでは、子どもにはDタイプのアタッチメントパターンの頻度が高く、養育者には解決されない心的外傷などの精神保健の問題があり、子どもを脅威と感じているかのように飛びのいたり、威嚇するような表情や態度（Frightened-Frightening）を垣間見せたりする非定型の養育行動がしばしばみられた。

第1章　アタッチメント理論と発達精神病理学　**13**

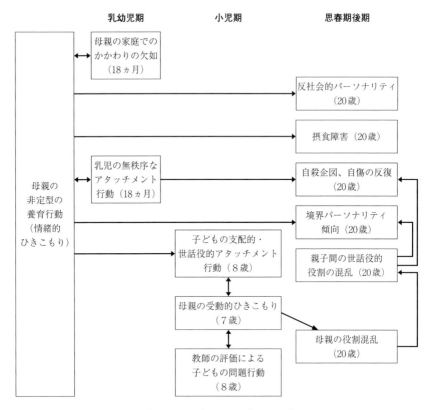

図1-1　母親の非定型の養育行動と子どもの心の育ちの関連（Lyons-Ruth et al., 2013）

　さらに、米国のNICHD（National Institute of Child Health and Human Development）による成人期までの縦断研究では、養育者－子どもの二者関係における役割の逆転や混乱（Role ReversalやRole Confusion）がみられるアタッチメントのカテゴリーも提唱されている。成人期までの縦断研究の知見をまとめると、乳幼児に対して情緒的ひきこもりを示す母親の非定型の養育行動は、子どもの無秩序なアタッチメント行動（18カ月）、支配的・世話役的アタッチメント行動（8歳）、親子間の世話役的役割の混乱（20歳）など、親子間の関係性の障害と関連がみられた。さらに心理社会的発達をみると、乳幼児期から成人期に至るまで、養育者との二者関係を超えた反社会的・自己破壊的行動など、広汎な精神保健問題との関連が見出された（図1-1）。

アタッチメント理論の外側には何があるのか

　安全への脅威によって生じる否定的な感情を制御する養育者と子どもの関係性は、ストレンジ・シチュエーション法というレンズを得て、明確に描き出されるようになった。同時にそのレンズは、Dタイプの母子のように深刻な問題が起きていることも見つけ出すようになった。

　その一方で、アタッチメント理論の起源となったボウルビィの臨床経験がそうであったように、選択的絆を形成する機会と環境の深刻な剥奪をこうむった（母性的ケアの剥奪：Maternal Deprivation）子どもたちでは、愛着の関係性の歪みで説明できる範囲を超えた幅広い情緒と行動の問題がみられ、それらはライフコースを通じて変化していく。この問題を精神医学の言語で記述しようとすると（それはすでにボウルビィが最初の論文で試みたことであるが）、操作的な診断学の方法論では多くの課題に直面することになった。

反応性愛着障害（RAD）の操作的定義

　反応性愛着障害（Reactive Attachment Disorder：RAD、DSM-5では反応性アタッチメント障害）の診断概念は、乳幼児期に家庭的なケアを剥奪され、選択的な絆——「安全基地」の形成自体が困難な環境で成育した子どもたちに多くみられる、病理的な対人行動、ないし適応的な対人行動の欠如である。

　アタッチメント理論の第三のランドマークである1980年のDSM-Ⅲ（米国精神医学会『精神障害の診断・統計マニュアル』第3版）におけるRADの診断基準には、選択的絆の形成を前提とする不安定型のアタッチメント行動（前述のAタイプおよびCタイプ）も含まれている。不安定型のアタッチメント行動を示す子どもは、先進諸国の地域人口では4割近い比率でみられ、その後の精神保健問題のリスク要因としての意義はあるにせよ、横断面の機能障害の観点からは病理的とは定義できない。ここでは、一般人口を対象とした発達心理学研究と、乳児期から施設に収容されて育った子どもや不適切養育を受けた子どもの観察に基づく精神科診断学という、2つの異なるレベルの知見が同時に記述されるという問題が生じていた。そこでDSM-Ⅳからは、ま

ず「病理的なケア」という病因が診断基準に加えられ、さらにDSM-5では
その病理性の内容がより具体的に記述されることになった。

　またDSM-Ⅲでは、RADは生後8ヵ月以前からみられる成長不全と社会
的反応性の障害と定義されていた。情緒的ケアを剥奪された乳児の成長が停
止し、生気ある反応が失われていく過程を描いた前述のロバートソン・フィ
ルムや、スピッツらの「委託うつ病」の概念を取り入れたものである。しか
しながら、特定の養育者に対する選択的な（以下「選択的な」）アタッチメン
ト行動が形成される発達過程を考えると、選択的なアタッチメントが形成さ
れる以前の段階で"発症"するという定義には矛盾が生じていた。そこで
DSM-Ⅲ-Rでは「生後5年間に」と訂正され、さらにDSM-5では診断に必
要な認知的発達レベルとして「選択的なアタッチメント行動が形成される生
後9ヵ月相当に達している」という具体的な説明が加えられた。

ルーマニアの孤児たちの検討から

　DSM-ⅢからDSM-Ⅳへの改訂は主に概念的な定義に関する検討であった
が、DSM-5に向けてのワーキンググループが行った臨床的なエビデンスに
よる検証では、さらに新たな課題が見出された。英国のラターらの研究グル
ープと米国のジーナーらからなるDSM-5のワーキンググループは、ルーマ
ニア孤児に対する早期介入プログラム（BEIP：ブカレスト早期介入プロジェク
ト）（Zeanah et al., 2006）の大規模な縦断調査の検討を行った。政治的な理由
で激増したこのルーマニアの孤児たちへの国際的な里親ケアプログラムから
得られた縦断的なエビデンスの蓄積によって、愛着障害行動を含む広範囲に
及ぶ心身の成長不全の発達的転帰を検証することが可能になった。

　ラターら（Rutter et al., 2009）は、施設収容後に重篤な母性的ケアの剥奪
を受けた子どもの思春期までの発達転帰を追跡して、「驚くべき異種性
（Heterogeneity）」があることを指摘した。否定的な発達転帰は大別すると、
認知発達の遅れ、不注意・多動、自閉症様行動、無差別な親密さとなる。な
かでも不注意・多動はもっとも多くみられる行動特性であった。縦断調査の
結果、不注意・多動は、とくに発達早期に施設収容による剥奪を経験した男
児と特異的な関連があり、その程度は施設への収容期間とDose-Response

（用量－反応相関）の関係にある一方で、もっとも重篤な剥奪を受けた子ども
のなかにもよい適応を示す子どもがいたという。

　RADの診断概念では、その病因について、選択的なアタッチメント関係
を養育者との二者関係において形成できないことから生じるとされている。
その一方で、社会機能障害は広汎な社会的行動・相互作用にも及ぶと記述さ
れる。このため横断的な状態像には、ラターらが示した神経発達障害をもつ
子どもの行動上の問題とも重なり合うような社会的行動障害としての表現型
が含まれる。臨床的なカテゴリーとしてのRADと、他の神経発達障害群に
みられる社会的行動障害との異同は、子どもたちへのケアを考えるうえで重
要な課題である。これについては、ラターらが行った発達転帰の現象学的な
検討に加え、臨床的介入による治療反応性も含めた病因・メカニズムの検証
が必要となる。

　ジーナーらの検討から、DSM-ⅢおよびDSM-Ⅳにおける抑制型／脱抑制
型愛着障害の病因における異種性が示唆されている。すなわち、専門的で系
統的な訓練を受けた里親によるケアプログラムに導入された子どもには、認
知機能のキャッチアップや抑制的な愛着障害行動の明らかな改善がみられ
た。一方で、無差別な親密さなどの脱抑制的なアタッチメント行動には改善
がみられなかった。このことから、脱抑制的な対人交流パターンについて
は、アタッチメント形成とともに改善する抑制的な愛着障害行動とは異なる
メカニズム、発達経路を想定する必要が生じた。DSM-5ではその知見を取
り入れ、「病理的なケア」という共通する病因を定義しながらも、脱抑制的
な対人行動を示す子どもに対しては、愛着障害の下位分類ではなく脱抑制型
対人交流障害（Disinhibited Social Engagement Disorder: DSED）という別の診
断カテゴリーが設定された。

　ラターらは、縦断調査が示すこのようなRADの異種性に加えて、ハイリ
スクサンプルによるアタッチメント研究から、アタッチメント対象以外の見
知らぬ他人の前で逸脱した情動制御不全の行動を示すInsecure-Others（他
者への非安心性）カテゴリーも報告されていることを指摘している。そし
て、社会的な関係性とその障害の現れ方は幅広く、二者関係のアタッチメン
ト形成と関連する領域以外の多様なリスク要因と保護要因（子どもの性差、

第1章　アタッチメント理論と発達精神病理学　**17**

生得的特性など）を考慮する必要性を強調している。ここに現在のアタッチメント理論における発達精神病理学のもつ重層的な視点の重要性がある。

母子関係の先にあるものは何か

　３分間ごとに移り変わる分離と再会の場面で演じられる乳幼児期の微細なアタッチメント行動の様相が、養育者からの長時間の分離にも対処できるかにみえる思春期や青年期の情緒・行動の問題や、自立し親になってからの育児態度までをかなりの程度予測しうることは、驚くべきことである。ラターは第五のランドマークとして、親子の相互作用がアタッチメント表象というかたちで内在化されるという仮説、ならびに表象の測定方法として成人アタッチメント面接（Adult Attachment Interview: AAI）という方法が考案されたことを挙げている。アタッチメント表象とは、脅威と安全をめぐるアタッチメント対象との交流の経験が、認知、感情、行動、身体感覚の各領域での明示的（言葉で語られる）および黙示的（無意識の手続きとしてあるいは身体化された）記憶として統合されたものである。

　幼少期からの家族との情緒的体験に関する語りの内容と形式をコーディングしていくと、他者との交流において活性化する情緒的な記憶表象、すなわちアタッチメント表象のあり方が明らかになる。親のアタッチメント表象のパターンが子どものアタッチメントのABCD分類と一致するという事実が、世代間伝達のミッシング・リンクの多くを説明するとされてきた。Dタイプのアタッチメントを示す子どもの親の多くが未解決型の養育パターンを示すが、語られるアタッチメント表象の内容は、家族との情緒的体験の否認、忘却、歪曲が多く、語り方の飛躍の多さやまとまりのなさで特徴づけられる。ときには、面接のなかで過去が現実そのものとなったような、物語としては完結しない苦痛な出来事の再体験が生じる。そのような母親との面接中に体験する、時間軸を超えてあてどなく漂流するような、あるいはジェットコースターのような、主客の境目のないまとまりのなさの感覚は、まさに心的外傷の症状に類似している。

DSM-5に向けて提案されていた診断概念の1つに、発達性トラウマ障害（Developmental Trauma Disorder: DTD）がある。診断基準Aの「幼少期の対人暴力や虐待・放任の経験」に加え、基準Bの「情動と生理学的制御の障害」、基準Cの「注意と行動の制御障害」、基準Dの「自己感（概念）と関係性の制御不全」の各項目をみると、多くがRADやDタイプのアタッチメントパターンでみられる行動、および痛みへの反応やストレスへの生理的反応における調節障害などの心身の問題と共通する。

　発達早期のストレス関連障害としてのRADの位置づけは、診断学的見地だけでなく、臨床実践においても意義がある。当事者がいくつもの診断を重ねて受けるスティグマの問題が統一された診断によって避けられることに加え、発達早期のアタッチメント対象との関係性から生じる心的外傷のストレスによることが明確にされることで、アタッチメントに焦点づけた治療のフォーミュレーションが可能になる。

　一方、発達精神病理学もまた、不適切養育、暴力、放任、貧困などの小児期逆境体験や、社会的不利がもたらす精神保健問題のリスクについて多くの縦断研究を積み重ね、世代間伝達について「親もかつては子どもであった」という単純な経験的事実を超えるモデルを模索し続けている。その成果の1つには、ライフスパンにおけるリスクの「連続性」を示す世代間伝達に対して、リスクの高い環境のなかでも一貫して良好な適応を示す人たちも多いことから提示された「レジリエンス」という概念がある。

　さらに近年、従来のストレス−脆弱性のDual-Riskモデルに対し、差次感受性仮説（Differential Susceptibility Hypothesis）に基づくモデルが提示された。このモデルは、脆弱性を、リスクを増強する環境にも発達を促進する環境にもそれぞれ高い感受性を示すものとして捉え直したものである。生得的な感受性の指標としてはすでに、不注意・多動などADHD症状への脆弱性と関連するドーパミンレセプター遺伝子多型や、うつ病や素行症と関連をもつセロトニントランスポーター遺伝子多型の有無と心理社会的介入との関連が報告されている（Bakermans-Kranenburg & van IJzendoorn, 2011）。脆弱性を感受性として捉え直すことは、臨床実践ではラターが指摘した、多様な発達転帰の媒介要因と促進的な環境要因を見出すことにつながる。アタッチメ

ントのダメージからの回復にとどまらない多領域の多様なモダリティの治療
や社会資源を用いる介入が、感受性をもつ人の肯定的な機能の獲得を促進す
る可能性の根拠となりうる。

過去と未来を超えるもの

　養護施設で思春期を過ごした20歳前の女性が出産するとのことで面接に
臨むと、それは、彼女が小学生の頃に治療者が出会った、不安と怒りで張り
つめた挑戦的な少女であった。小学生のときにいくつもの診断を受けた少女
は、思春期には摂食障害やさまざまな衝動に悩むことになった。社会的養護
の切れ目にある困難な時期は、精神科クリニックのデイサービスが一貫して
彼女を支えた。その後、出産後のフォローアップの面接にパートナーととも
に現れたとき、その緊迫感やあてどなさは嘘のように減っていた。施設を出
て親からも離れて厳しい現実をどう乗り切るか、スタッフとさまざまな手立
てを模索しているとき、同じ当事者として出会ったパートナーだった。そん
な今の自分を筆者がどう“診断”するのか、探るようなまなざしがあった。
　ともすると世代間伝達のみが強調されるアタッチメント理論であるが、成
長過程における「再組織化」という概念もある。成人アタッチメント面接で
安定型と判定される人のなかには、発達早期の厳しい逆境体験があり、それ
をまとまりあるストーリーとして語ることができる人たちがいる。再組織化
は多くの場合、人生の途上におけるさまざまなパートナーとの出会いによっ
て生じているとされる。過去と未来は心のなかにしかないが、現実はここに
あって、他者と共有でき、さまざまな方法で変えることができる。
　無事に出産を終えてその女性は誇らしげであった。「赤ちゃんを連れてい
くと、クリニックの先生は素になって喜んでくれて、何か急におじいちゃん
みたいだった」と、相変わらずたどたどしく、しかしつながりを見つけよう
と試みる語りを心許なく聞きながらも、この女性の子育ては親とはまったく
違ったものになるだろうという確信があった。

第2章

アタッチメントの臨床診断と
フォーミュレーションの意義
──反応性アタッチメント障害を中心に

はじめに

　不適切な養育環境におかれている子どもから小児期逆境体験（Adverse Childhood Experience: ACE）をもつ成人の心身の健康に至るまで、アタッチメントの問題の重要性は世代を超えて明らかである。その精神医学的概念や診断基準、臨床実践における評価の方法については、多くの改訂が重ねられている。本章では、臨床実践において、アタッチメントに関連する反応性アタッチメント障害（Reactive Attachment Disorder: RAD。DSM-Ⅳ-TRでは幼児期または小児期早期の反応性愛着障害、ICD-10では小児期の反応性愛着障害および小児期の脱抑制性愛着障害、DSM-5では反応性アタッチメント障害）などの精神医学的診断が子どもと家族の多様な臨床場面に応じて活用されるために、これまでなされてきた議論を概観する。

反応性アタッチメント障害の臨床診断における課題

　1980年のDSM-Ⅲにおいて提案された当初より、RADは乳幼児期における精神医学的診断として採用されてきた。RADは他の診断基準と同様に、DSM-Ⅲ以降に採用されている操作的診断分類法に則り、客観的な観察が可能な行動・行為の次元を中心に定義されている。アタッチメント行動は子どもが養育者に対して安楽や支え、保護、愛情のこもった養育を求める行動として基準Aに定義され、それらの抑制された様式を診断的特徴としている。

　苦痛なときのアタッチメント行動を観察評価する操作的な方法としてストレンジ・シチュエーション法が考案され、発達心理学的研究におけるゴールドスタンダードとして用いられていることは周知の通りである。しかしながら、短時間の分離と再会場面を設定する方法によってアタッチメント行動が引き出されるのは、主に2～3歳の発達年齢と考えられる。一方で臨床場面での適用を考えると、RADが懸念される病理的な養育環境におかれた子どもでは、特定の養育的ケアを提供する関係性が築かれた人物の協力が必要なこの評価方法を用いること自体が困難である場合がある。また、2～3歳の限られたタイミングで評価を実施できるケースも限られているであろう。さらに診断基準にも「12ヵ月間の持続」とあるため、比較的長期のフォローアップを必要とする。その期間を通じて特定の養育者がかかわる環境が整備されたうえで、養育者からの情報収集とともに、評価時点の子どもの発達年齢に適した観察場面の設定や評価方法が必要になる。子どもの精神医学的診断のための養育者への構造化面接には、アタッチメントの障害についてのモジュールを含むものもある。

　RADの診断項目には、苦痛な状況における子どもと養育者のかかわりという特定の文脈における行動の次元の記述に加え、基準Bとして、幅広い文脈での対人交流における陽性感情の減少や情動制御困難などが挙げられている。このため、RADおよびアタッチメント行動に関連する問題（後述する無秩序型、脱抑制型など）と他の社会的行動障害を伴う神経発達障害などの精神疾患とのあいだに表現型の重なりがみられることは、ラターらが指摘する

通りである。

　現在、アタッチメントは、養育者との関係性の文脈で生じる認知、情動、行動と、それらを統合した表象によって記述される多次元の概念となっている。アタッチメントに関連する内的表象は、発達過程でダイナミックに形成され、他の社会的経験の領域における自己・他者の表象の発達過程とも影響し合う。またアタッチメント行動およびアタッチメント関係は、より幅広い社会的行動および対人関係の重要な一部でもある（Rutter, 2014）。アタッチメント理論でも、発達早期の選択的なアタッチメント関係が、その後の社会的関係性に先行するという同型的連続性が想定されている。そのプロセスの破綻の転帰についても、特定の文脈における行動の次元でのパターンを中心とした診断項目だけでは十分捉えきれない心理社会的側面が多く存在する。これらの鑑別や併存を関連要因とともにライフステージごとに明らかにすることが、治療的介入のフォーミュレーションにおいて重要な手続きとなる。

　また、RADでは病因自体が基準C（病理的なケア）として診断基準に含められていることは、心的外傷後ストレス障害（PTSD）と並んで、症状を中心に定義される操作的な診断学においては特異な点である。DSM-5では「病理的なケア」の定義が具体的となり、「不十分なケア」という表現が用いられるなど社会的ネグレクトの側面が強調されていることから、養育環境の包括的な把握が重視される。すなわち社会的ネグレクトおよび剥奪については、子どもの基本的な情動欲求が大人によって満たされることが持続的に欠落することとして定義されている。またアタッチメントに関連する不十分な養育の形式として、選択的で安定したアタッチメント形成の機会が極端に制限されていることとされる。いずれも家庭的な養育を支える養育者の機能が明らかな不全状態に陥っている状況である。アタッチメントの評価においては、養育者と子どもの関係性の文脈における養育者の情緒的応答性の質が重視されるが、これとはアセスメントの水準が異なることに留意すべきであろう。

米国と欧州におけるアタッチメントの障害への
精神医学的アプローチの差異

　米国と欧州におけるアタッチメントの障害に関する精神医学からのアプローチの主な転回点や両者の差異から、現在の臨床診断におけるその意義を検討する。

⑴ 米国におけるアプローチ：ストレス関連障害としての反応性アタッチメント障害

　ジーナーとグリーソン（Zeanah & Gleason, 2015）は、DSM-Ⅲにおいて初めて取り上げられて以後のRADの診断基準の記述の変遷を概観して、それらがさまざまな臨床研究の記述からの寄せ集めでまとまりを欠き、いくつかの混乱があったことを指摘している。

　まずDSM-Ⅲでは、RADは生後8ヵ月以前からみられる成長不全と社会的反応性の障害と定義されていた。これは特定の養育者との選択的なアタッチメントが形成される以前の発達段階で発症することを意味し、定義に矛盾を含んでいた。この点は、DSM-Ⅲ-Rで生後5年以内と訂正され、さらにDSM-5では、診断に必要な認知発達レベルとして、選択的なアタッチメント行動が形成される生後9ヵ月相当に達していることという具体的な説明が加えられた。

　さらにアタッチメント行動に関しても、DSM-Ⅲには、異なる病態水準の行動が同時に記述されているという問題点があった。すなわちアタッチメント行動には、養育者との選択的な絆の形成を前提に、分離ストレスの状況下で示される養育者との相互作用パターンの安定型／不安定型のタイプ分けがある。ストレンジ・シチュエーション法によるABC分類がもっとも広く用いられるが、これは一般人口の家庭養育で育った子どもを中心に集められたデータに基づいており、子どもと特定の養育者のペアごとにみられる分離ストレス制御のための相互作用パターンであることから、必ずしも病理的であることを意味しない。DSM-Ⅲの診断基準の記述には不安定型（AおよびCタイプ）のアタッチメント行動も含まれていたが、先進国の地域人口ではこ

の両タイプは4割近くにみられる。

　一方RADの診断概念は、乳幼児期に家庭的なケアを剥奪され、選択的な絆、「安全基地」の形成自体が困難な環境で成育した子どもに多くみられる、病理的な対人行動ないし適応的な対人行動の欠如である。そのエビデンスの多くは、主に乳児期から施設に収容されて育った子どもや不適切養育を受けた子どもの研究に基づく。そこでDSM-Ⅳからは「病理的なケア」という病因が診断基準に加えられ、さらにDSM-5ではその内容がより具体的に記述されることになったことは前述の通りである。そのうえで症状項目についても、養育者に対する抑制されひきこもった行動様式や、持続的な対人交流と情動の障害など広汎な社会機能障害をもたらす情動・行動の記述として整理され、選択的なアタッチメントの顕現がみられない病態水準であることが明確化された。

　さらに、剥奪的な環境への曝露の後にみられる病理的な対人行動には、抑制的／脱抑制的の両極の表現型がみられるという一貫したエビデンスに基づき、DSM-Ⅲ-R以降、RADの下に抑制型と脱抑制型という下位分類が設定された。DSM-Ⅳまでは脱抑制型については選択的なアタッチメントの欠如・アタッチメント対象の無差別性として記述されたが、DSM-5では接近へのためらいや分離への不安のなさなど対人交流における脱抑制を中心に概念化され、脱抑制型対人交流障害（DSED）として、診断名からもアタッチメントという言葉が取り除かれた。DSM-Ⅳ-TR、ICD-10、およびDSM-5におけるアタッチメントの障害の診断基準を要約・図式化して図2-1に示す。

　以上のように米国ではRADのカテゴリカルな診断の妥当性を一貫して検証してきたが、臨床的なカテゴリーとしてのRADと他の精神障害にみられる社会的行動障害との異同については、発達転帰の現象学的な検討に加え、臨床的介入による治療反応性も含めて病因・メカニズムの観点からも検証することが必要となる。

　ジーナーらは、DSM-5に向けてのワーキンググループとして、里親ケアプログラム（ブカレスト早期介入プロジェクト）を受けたルーマニア難民の子どもたちの縦断的転帰を検証し、抑制型と脱抑制型の二分法の妥当性を支持

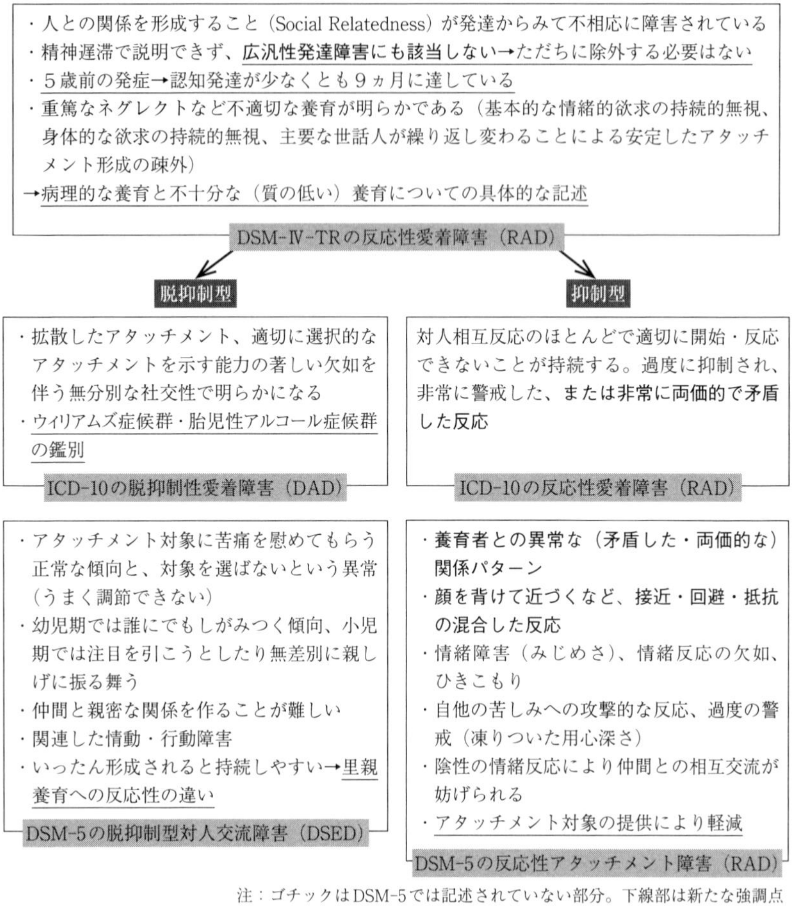

・人との関係を形成すること（Social Relatedness）が発達からみて不相応に障害されている
・精神遅滞で説明できず、広汎性発達障害にも該当しない→ただちに除外する必要はない
・5歳前の発症→認知発達が少なくとも9ヵ月に達している
・重篤なネグレクトなど不適切な養育が明らかである（基本的な情緒的欲求の持続的無視、
　身体的な欲求の持続的無視、主要な世話人が繰り返し変わることによる安定したアタッチ
　メント形成の疎外）
→病理的な養育と不十分な（質の低い）養育についての具体的な記述

DSM-Ⅳ-TRの反応性愛着障害（RAD）

脱抑制型

・拡散したアタッチメント、適切に選択的な
　アタッチメントを示す能力の著しい欠如を
　伴う無分別な社交性で明らかになる
・ウィリアムズ症候群・胎児性アルコール症候群
　の鑑別

ICD-10の脱抑制性愛着障害（DAD）

抑制型

対人相互反応のほとんどで適切に開始・反応
できないことが持続する。過度に抑制され、
非常に警戒した、または非常に両価的で矛盾
した反応

ICD-10の反応性愛着障害（RAD）

・アタッチメント対象に苦痛を慰めてもらう
　正常な傾向と、対象を選ばないという異常
　（うまく調節できない）
・幼児期では誰にでもしがみつく傾向、小児
　期では注目を引こうとしたり無差別に親し
　げに振る舞う
・仲間と親密な関係を作ることが難しい
・関連した情動・行動障害
・いったん形成されると持続しやすい→里親
　養育への反応性の違い

DSM-5の脱抑制型対人交流障害（DSED）

・養育者との異常な（矛盾した・両価的な）
　関係パターン
・顔を背けて近づくなど、接近・回避・抵抗
　の混合した反応
・情緒障害（みじめさ）、情緒反応の欠如、
　ひきこもり
・自他の苦しみへの攻撃的な反応、過度の警
　戒（凍りついた用心深さ）
・陰性の情緒反応により仲間との相互交流が
　妨げられる
・アタッチメント対象の提供により軽減

DSM-5の反応性アタッチメント障害（RAD）

注：ゴチックはDSM-5では記述されていない部分。下線部は新たな強調点

図2-1　アタッチメントの障害の概念の変遷

し、二型間の異種性を示唆する結果を示した（Fox et al., 2011）。すなわち、
専門的で系統的な訓練を受けた里親によるケアプログラムに導入された子ど
もの発達的転帰を検討した結果、認知機能のキャッチアップや抑制的な愛着
障害行動には明らかな改善がみられたが、脱抑制的なアタッチメント行動・
無差別な親密さには改善がみられなかった。DSM-5ではこれらの縦断的経
過の知見を取り入れ、ストレス関連障害として病理的なケアという共通する
病因を定義しながらも、脱抑制的な対人行動を示す子どもに対しては、前述

26　第1部　アタッチメント障害の診断学

のように愛着障害の下位分類ではなくDSEDという別の診断カテゴリーが設定された。

DSM-5におけるRADとDSEDでは、発症のプロセスとメカニズムの異種性を示唆する記述が含まれている。たとえばRADでは、認知発達のレベルが少なくとも7～9ヵ月の選択的なアタッチメントが形成されるタイミングが発症時期と関連づけられている。一方DSEDでは、社会的ネグレクトを2歳までに経験し、DSED行動は2歳から思春期までみられるとされ、アタッチメント形成の臨界期と発症時期はとくに関連づけられていない。ジーナーらは、他の大人には無差別な親密さを示しながらも、主な養育者（個々の里親）とは安定型のアタッチメントを形成している例を踏まえ、脱抑制的な対人交流パターン形成のメカニズムがアタッチメントの形成過程とは異なる発達経路のうえにあることを想定している。

(2) 欧州におけるアプローチ：病理的ケアの影響と異種性の検討

RADは選択的なアタッチメント関係を形成できないことから生じると定義されているが、その社会機能障害は広汎な社会的相互作用に及ぶと記述される。このため前述のラターらが指摘したように、RADの子どもにみられる社会的行動障害の横断的な状態像は神経発達障害をもつ子どもの行動上の問題とも重なり合う。欧州では、ルーマニアで政治的な理由から激増した孤児たちへの国際的な里親ケアプログラムが実施され、介入から得られた縦断的なエビデンスの蓄積によって、愛着障害行動を含め広範囲に及ぶ心身の成長不全の発達的転帰を検証することが可能になった。

前章でも述べたように、ラターら（Rutter et al., 2009）は、施設収容後に重篤な母性的ケアの剥奪を受けた子どもの思春期までの発達転帰を追跡して、驚くべき異種性（Heterogeneity）があることを指摘した。否定的な発達転帰には大別すると、認知発達の遅れ、不注意・多動、自閉症様行動、無差別な親密さがある。なかでも不注意・多動はもっとも多くみられる行動特性である。縦断調査の結果、不注意・多動はとくに発達早期に施設収容による剥奪を経験した男児と特異的な関連があり、その程度は施設への収容期間とDose-Responseの関係、すなわち剥奪への曝露が長くなるほど出現率が高ま

るという関係にあった。その一方で、もっとも重篤な剥奪を受けた子どもの
なかにもよい適応を示す子どもがいることが指摘された。

　さらに臨床的に重要な情緒行動上の問題との関連として、子どもの外在化
障害と無秩序型のアタッチメントパターンや脱抑制型の愛着障害との関連を
検討し、無秩序型のアタッチメントは、子ども虐待や施設収容などハイリス
ク人口での頻度が非常に高く、この点でも一般人口で広くみられるアタッチ
メントの安定／不安定型とは異なる発生メカニズムがあり、世代間伝達の機
序にも異種性が想定されるとしている。そして特定の二者間の関係性や発達
時期を超えてみられる行動表現型、すなわち無秩序型アタッチメントや
RADについては、遺伝要因の寄与を考慮する必要があるとされた（Rutter,
2014）。

　欧州でも米国と同様に、剥奪環境から里親のもとに保護され家庭的養育を
提供された子どもたちへの追跡調査は継続され、成人期にまで至っている。
その知見から、ラターら欧州の研究グループは、剥奪環境への曝露に特異的
な発達パターン（Deprivation Specific Psychological Patterns: DSPs）という概
念を提唱するに至っている。これらは6歳以前からみられ、生後6ヵ月を超
えて剥奪的環境に曝露されると明らかに増加し、前述の4つのパターン、す
なわち認知発達の遅れ、不注意・多動、自閉症様行動、無差別な親密さによ
り特徴づけられる。家庭的養育の提供によりそれぞれ一定の縦断的経過が示
され、もっとも改善がみられたのは認知機能障害であった。自閉症様行動、
無分別な親密さについても減少する傾向がみられたが、不注意・多動につい
ては成人期に向けてむしろ増加していた。このため成人期ADHDと重度の
剥奪体験の関連に注目した調査もなされており、その結果、一般人口の
ADHDの有病率は思春期で5.8％、成人期で3.9％であったが、重度の剥奪
群では思春期19.0％、成人期29.3％であったという注目すべき知見が得られ
ている（Kennedy et al., 2016）。これら一連の知見はおおむね米国の研究グル
ープによるものと共通するが、欧州のディメンジョナルなアプローチは、無
秩序型のアタッチメントから内在化・外在化障害、神経発達障害に至るま
で、病理的なケア環境に曝露された子どもたちの幅広い臨床的問題の展望と
病態メカニズムの検証を可能にしている。

診断からフォーミュレーションへ
──生物学的視点とアタッチメント理論の統合

　以上のように、アタッチメントの形成期である発達早期における重度の剥
奪環境への曝露の影響という枠組みから、精神医学におけるアタッチメント
の障害に関するエビデンスは積み重ねられてきた。アタッチメントについて
も、カテゴリカルな操作的診断に組み込みやすい行動の次元の記述が中心と
なった結果、生物学的視点からの検証が可能になり、DSEDやDSPsなどア
タッチメントとは分離した概念も提唱されるに至った。

　このような近年の流れに対して、ハイリスク環境における母親の養育行動
とその障害および子どもの非定型のアタッチメント行動について重要な概念
を提唱してきたライオンズ-ルースらは、DSEDにおける無差別な親密さと
外向的な気質の子どもとの異同や、病因となる社会的ネグレクトにおいて養
育者との関係性の質を検討する必要性を指摘した（Lyons-Ruth et al., 2015）。
さらにジーナーらが検討したブカレスト早期介入プロジェクトのデータを、
アタッチメントの視点から詳細に再検証したところ、組織化されたアタッチ
メント行動は3％に限られ、65％が無秩序型のアタッチメント行動を示し
ていたことから、DSEDをアタッチメントの問題としての枠組みから切り離
すことには慎重を期すべきであると指摘している。

　不適切養育が生じるようなハイリスクの環境におかれた母子では、脱抑制
型のみならず無秩序型のアタッチメントや、「安全基地の歪み」として記述
される多様な非定型のアタッチメント行動がみられ、いずれも子どもの社会
機能不全や家族機能不全につながる臨床的問題となっている。重度の剥奪に
曝露された施設処遇児においても、RADやDSEDの有病率は10％および20
％程度であり、これらのみに注目すると65％にみられた無秩序型のアタッ
チメント行動をもつ子どもたちの多くが看過されることになる。私たちが臨
床で出会うハイリスクの子どもとその養育環境における剥奪の程度や経過
は、ケースごとに多様で複雑なものである。DSM-5ではカテゴリカルな診
断としての整合性が強調された結果、関係性の側面など、アタッチメントの

障害の臨床的意義の広がりや統合性が失われた感がある。この意味では、DSM-5以前ではあるが、適応水準という連続した次元のうえに、アタッチメントの問題を1～5のレベルごとに位置づけたボリスとジーナーによる定式化は、アタッチメントの障害をスペクトラムとして捉えることを可能にし、現在の臨床現場でも有用と考えられる（Boris & Zeanah, 1999）。

発達的かつ重層的なアタッチメントに基づく介入に向けて

　アタッチメントの領域における問題の主な治療的介入のターゲットは、子ども自身よりも養育システム自体である。RADの子どもが示す情動制御の障害に対しては、ストレス状況で感情に圧倒されてしまうかシャットダウンするような心身の反応に対して、子ども自身が内的状態とつながりをもちながら感情を取り扱えるような方法を学ぶことが目標となる。そのためには養育システムの鍵となる実親や里親、入所施設のスタッフや治療者など子どもに生活環境で接する存在が、心理教育を通じて情動調律の能力を高め、子どもの示す愛着障害行動や非定型のアタッチメント行動に直面したときの自分自身の情緒的体験を認識し、みずからの反応と子どもとの相互作用などの状況を安全に制御できることが不可欠となる。養育者および代理養育者に対するアタッチメントに基づく介入は、子どもにとっては連続性と予測性の高い生活環境を提供することにつながる。

　アタッチメントの障害の学齢期以降の心理社会的発達の転帰として、コンピテンシーの領域における主体性の感覚の乏しさや否定的な自己・他者概念が挙げられる。これらについては、子どもの自己選択と成功体験を助けることが治療の目標になる。そのためには、社会的スキルを含む幅広いコンピテンシーの領域の発達経路において、子どもが到達しているステージと暦年齢とのディスクレパンシー（乖離）を個別の介入のフォーミュレーションに組み込む必要がある。重度の剥奪後にみられやすい発達プロフィールであるDSPsなどの神経生物学的な知見は、社会認知・コミュニケーションによる問題解決や実行機能といった困難に直面しやすい領域を明らかにしている。

この意味で、剥奪環境への適応過程で生じた神経発達の多様な表現型の解明と、それに応じた環境調整は重要な目標である。

　現在のカテゴリー診断に基づくエビデンス中心の治療ガイドラインのみでは、前言語の発達段階における身体に埋め込まれたアタッチメントの障害の治療とそこからの回復に必要とされる期間限定でない長期的な治療戦略や、感情や安全感への身体的気づきにアクセスできる自律神経や感覚運動レベルに働きかけるボトムアップの多様な治療パラダイム適用の可能性が、エビデンスの不足によって閉じられてしまうことが懸念される（Corrigan & Hull, 2015）。情動神経科学の知見は、アタッチメントの障害と幅広い神経生物学的プロセスとの関連を明らかにしている。今後、包括的なフォーミュレーションに基づく多様な治療資源を利用した複雑な病態へのアプローチの意義を裏づけていくことが期待される（Schechter, 2012）。

第3章

発達精神病理学からみた
トラウマとアタッチメント

トラウマとアタッチメントが注目される背景

　さまざまなストレスに曝露される子どもと家族の治療や支援において重要
な意義をもつ研究領域の1つとして、発達精神病理学がある。この研究領域
では、1970年代から現在まで、不適切養育、暴力、放任（ネグレクト）、貧
困などの小児期逆境体験や社会的不利がもたらす精神保健問題のリスクにつ
いて、多くの縦断研究が積み重ねられてきた。それらのライフスパンにおけ
る"連続性"に関して、「世代間伝達」の概念が提唱されている。なかでも
不適切養育におけるリスクの世代間伝達を規定する重要な要因として、アタ
ッチメントとその障害が注目されてきた。
　一方、子どもと家族にとって逆境体験や社会的不利は、トラウマの観点か
らは、急性・慢性の身体的・心理社会的ストレスに繰り返し曝露されながら
適応していく過程でもある。この過程において、子どもの心的外傷の症状と
それらが心理社会的発達に及ぼす影響もまた予後を規定する重要な要因であ

33

る。

　不適切養育をめぐる発達経路における意義が検証されてきたアタッチメントとトラウマであるが、それぞれの臨床と研究の領域で新たな知見や概念が積み重ねられている。そこで本章では、まず不適切な養育を受けた子どもの精神保健の問題に触れ、あわせてアタッチメントとトラウマに関する最近の知見を概観し、それぞれの関連について検討する。

不適切養育と子どもの精神保健の問題

　不適切な養育を受けた子どもにみられる情緒・行動の問題に関して、筆者がかかわる児童相談所における医療相談でみられた精神症状を報告する。また、精神症状と精神医学的診断について文献的に概観し、アタッチメントとトラウマの関与を検討する。

　平成15（2003）～17（2005）年度のF市児童相談所における344例の医療相談例（性比は男2：女1、平均年齢11歳）のうち、虐待通告例は127例であった。これらのDSM-Ⅳに基づく主な診断は、破壊的行動障害（DBD）が37例（29％）でもっとも多く、下位分類は注意欠如／多動性障害（ADHD）18例、反抗挑戦性障害（ODD）10例、行為障害（CD）9例であった。発達障害（DSM-5の神経発達障害）が34例（27％）でこれに次いで多く、下位分類は精神遅滞15例、学習障害（LD）13例、広汎性発達障害（PDD）6例であった。それらに比較すると、適応障害や反応性愛着障害（RAD）、心的外傷後ストレス障害（PTSD）など、環境ストレスが関連する診断分類は、それぞれ9例、5例、4例と少なかった。一方、自己制御に関連する幅広い問題を主訴として特定の診断カテゴリーに位置づけられず暫定的に情動制御障害としたものが18例と多くみられた。

　RADの地域一般人口における有病率については、英国で行われた貧困地域の小学生を対象とする調査がある。この調査は低学年児（6～8歳）を受けもつ教師への質問紙と、親への電話面接の2段階で実施された。その結果、有病率は1.4％と低い頻度であった（Minnis et al., 2013）。一方で、不適

34　第1部　アタッチメント障害の診断学

切な養育を受けた子どもたち（ハイリスクサンプル）への調査では、RADは38〜40％にみられるとの報告がある（Zeanah et al., 2004）。本調査におけるハイリスクサンプルのなかでRADの頻度は比較的低く、不適切養育と直接には関連しない精神医学的診断が多い傾向にあった。これは、医療相談例であるというサンプルバイアスや、調査の対象が主に学齢期から思春期であるためアタッチメント行動やその障害の評価は困難であったこと、不適切な養育状況に曝露されてから長期間経過すると中核的なPTSD症状などのストレス関連症状はみえにくくなることによると考えられた。

　筆者は次いで、平成18（2006）〜19（2007）年度のF市の相談例について、RADの診断を受けた事例を調査した。2名の医師による医療相談456例から、主診断および副診断にRADが含まれる14例を抽出し、年齢、性別、認知発達、RADの下位分類、併存障害、心理・行動面の特徴について調べた。いずれも身体的虐待、性的虐待、心理的虐待や養育機能不全が通所理由であり、相談時の年齢は平均7.4歳（3〜13歳）で、5歳以下が過半数を占めた。性別は男児5例、女児9例で、RADの下位分類は抑制型および脱抑制型が7例ずつ、男児は全例が脱抑制型であった。主な併存障害は、DBD5例（ODDとCD4名、ADHD1名）、急性ストレス障害およびPTSD3例、神経発達障害6例（言語性・非言語性LD3例、特定不能の広汎性発達障害3例）であった。認知発達は、WISC-Ⅲで全検査IQが平均94.8（82〜106）と、明らかな遅れはなかったが、個人内差の大きい事例が多かった。

　プリチェットら（Pritchett et al., 2013）は、RADの学齢期の子どもたちに受容性言語発達の遅れや語用論的障害、不器用さ、全般的な知能の低下などがしばしばみられることを報告した。本調査でも、RADの多くに発達障害特性を示唆する認知機能プロフィールが示された。ギルバーグ（Gilberg, 2010）は、発達早期の段階で神経発達的検査を行うと自閉スペクトラム症（ASD）やADHDとRADが多くの神経心理学的症状を共有していることから、Early Symptomatic Syndromes Eliciting Neurodevelopmental Examination（ESSENCE）という診断概念を提唱した。本調査の結果はこの立場を支持している。また本調査においてRADの子どもには多様な併存障害がみられた。この結果は、併存診断の多さなどの“複雑性”が増加するプ

ロセスは外傷的体験の累積度によってもっとも予測されるというクロワートルら（Cloitre et al., 2009）の成人複雑性PTSDに関する仮説が、学齢期にも適用できることを示している。

　心理行動面では、脱抑制型RAD関連行動として過度の親密さや注目を引く行動、つきまとい等、抑制型RAD関連行動として感情表出の抑制や緩慢な行動などがみられた。その他にも、笑顔で固まる、母親から後ずさる、しがみつく、噛みつく、過度に世話を焼くなど、「安全基地の歪み」を示す愛着障害行動や、診断閾値下の破壊的行動、注意や情動制御の問題、被虐待体験の再演と思われる行動、食事や睡眠など自己調節の問題がみられた。これらは奥山（2000）が子どもの「臨戦態勢がもたらす刺激弁別能力、自己調節能力の低下と攻撃性の増加」として考察した、虐待を受けた子どもの行動上の問題と共通していた。

　武井ら（2003；2006）は、虐待を受けた男児における破壊的行動障害、とりわけADHDにODDやCDまでを併存する重症例の多さを報告し、重症化の背景に自尊心の低下と養育者の精神保健の問題があると指摘している。本調査の男児においても同様の特徴がみられ、加えて低年齢での破壊的行動障害には脱抑制型RADとの併存が多いことが示された。

　亀岡（2007）は、思春期・青年期の被虐待症例の精神医学的問題について、自責感や抑うつ、人格交代や退行状態、一過性の幻覚や激しい自傷行為など入院治療を必要とする複雑な病態を示す事例を挙げ、それらの背景にあるPTSD症状や解離症状を指摘している。また奥山（2000）は、多様な行動障害の成因について、無秩序型アタッチメントパターンを示す子どものアタッチメント対象への近接欲求とトラウマ回避という、両方向の動因－行動システムが活性化している様相として考察している。同様に田中（2005）も、虐待と解離、無秩序型アタッチメントの関連を養護施設入所児と家庭養育児との比較から指摘している。

　乳幼児期から青年期までの発達過程において、表現型としての精神症状や行動障害、認知機能のプロフィールは変化していく。以上の報告をまとめると、不適切養育とトラウマ、アタッチメントの関連は、そうしたプロセスのなかでも一貫してみられると考えられる。

発達的観点からみたPTSD

RADが病理的ケアを経験するという重篤なストレスによって生じるという定義は、DSM-5でストレス関連障害の1つに位置づけられたことでより明確になった。発達早期には成人期とは異なるストレス対処のメカニズムがあり、発達途上にある個体の生理的・認知的制御機能よりも、アタッチメント対象との二者関係における相互作用によるストレス緩衝機能に多くを依存している。発達早期から病理的なケアに曝露される生活環境では、関係性によるストレス緩衝機能にも機能不全や破綻があるため、子どもは特異な適応戦略を用い、それを自己制御機能にも取り入れていく。病理的な養育環境で獲得された適応戦略と自己制御機能は、差し迫った脅威や機能不全のない社会環境では非適応的なものとなる。結果として、その後のライフコースで新たなリスクの高い環境を選択することにつながり、外傷的ストレスへの再曝露のリスクを高める。

このような環境との否定的な相互交渉過程は、虐待を受けた子どもおよび成人のサバイバーの多くに共通してみられる。ここでは、不適切養育によるPTSDの病態について、アタッチメントの側面から検討する。

(1) 発達性トラウマ障害とアタッチメント

虐待を受けた子どもや成人が示す臨床症状は、その複雑性や、自己制御機能の発達の障害が中心的問題となる点で、他の外傷性ストレスによる症状とは質的に異なる。このため、発達性トラウマ障害（DTD）という診断概念がDSM-5に向けて提案されていた（van der Kolk, 2005）。結果的にDSM-5では、RADとPTSDが同じ「心的外傷およびストレス因関連障害」の大カテゴリーに含まれるという画期的な改訂はあったが、DTDの採用は見送られた。

その診断項目の基準Aには、反復性の対人暴力や、不適切養育への曝露などの外傷的ストレスの存在が含まれる。暴力や性暴力の被害、養育者との反復する別離、信頼できる養育者がいないこと、養育者による心理的虐待や心

第3章　発達精神病理学からみたトラウマとアタッチメント　**37**

理的身体的ネグレクトなどが具体的な項目である。基準Bは、情動と生理学的制御の障害に関連する症状項目である。情動制御の問題として怒りの爆発や易刺激性、不快気分から回復しにくく肯定的な感情をもちにくいこと、感情表出の困難と回避があり、生理的調整の障害として摂食や排泄の問題、身体表現性の痛み、接触忌避がある。基準Cは、注意と行動の制御障害に関する項目からなる。脅威へのとらわれ、反応性の攻撃行動、脅威の認知と回避、危険で向こう見ずな行動、自傷や不適切な自己慰撫行動などが含まれる。基準Dには自己感（概念）と関係性の制御不全という心理的な問題が含まれる。自分がダメージを受け、回復できないという信念や、裏切りやいじめを受けるだろうという予測、無差別な身体接触、他者の苦痛への過剰な同一化、取り返しのつかない喪失体験を予測するなどの項目がある。

　これらDTDの診断基準に含まれる項目の多くが、RADや「安全基地の歪み」、無秩序型のアタッチメントパターンでみられる行動、RADの診断を受けた子どもの発達過程でしばしばみられる痛みや生理的調節障害などの心身の問題と共通している。

　DTDの診断基準としての妥当性をみるために、児童思春期の臨床家を対象に、複雑な状態像の模擬ケース患者を用いたアンケート調査が実施され、DTDと診断されたケースを既存のDSM診断カテゴリーに該当したケースと比較して、DTD診断基準の各項目の判別力をみる調査が行われた（Ford et al., 2013）。その結果によれば、DTDとDSM-ⅣのPTSDとのあいだで有意な判別力をもった項目は、各基準の項目のなかでも抑制型あるいは脱抑制型の愛着障害行動や「安全基地の歪み」として記述される行動、すなわち養育者との別離の反復、感情表出の抑制、自分を危険に曝すこと、無差別の身体接触などであった。また不安障害や抑うつ障害、外在化障害などの一般的な精神疾患との判別では、基準Dが判別力をもっていた。

　DTDという診断概念の導入は、診断学的見地だけでなく治療実践においても意義がある。1つには、多くの診断を重ねて受けることで生じるスティグマを、統一された診断によって避けることができる。また、臨床症状が発達早期のアタッチメント対象との関係性において生じる心的外傷によるものであることが明確にされることで、二者関係のアタッチメントに焦点づけた

38　第1部　アタッチメント障害の診断学

治療のフォーミュレーションが可能になる。

　先のアンケート調査では、既存のPTSDや他の精神疾患に対するエビデンスに基づく治療法への反応性は十分ではないと多くの臨床家たちが回答している。治療への反応性の低い項目は、先に指摘したアタッチメントに関連する項目と重なっている。すなわちDTDの治療においては、アタッチメントの破綻からの回復を促し、感情や対人関係の自己制御能力を高めることができる肯定的な生活環境の提供が不可決であることが共通認識となっていた。

⑵ 発達性トラウマ障害への治療的介入におけるアタッチメントの意義

　不適切養育が子どもの精神保健にもたらす否定的転帰の多くがDTDという概念で説明されることから、PTSD症状の治療と、情動および対人関係の制御機能の回復または獲得が臨床的介入の大きな柱となる。成人の複雑性PTSDの場合には、2相の治療過程、すなわち「安定化（Stabilization）」と「トラウマ処理に焦点化した介入」の2段階に分けた治療モデルがガイドラインで示されている。

　安定化の段階で行われるスキルトレーニングは、情動制御困難、自己に関連する否定的意味づけ、社会機能の障害、解離などへの対処を目標としている。発達途上にある子どもにおいては、これらの目標はいずれも養育者とのアタッチメント形成の過程で達成される社会・情緒発達のマイルストーンである。養育者あるいは代理となる養育環境から高い感受性と一貫性を備えたかかわりが提供されることで、情動制御や肯定的な自己概念、対人関係、安定した自己感覚を新たに獲得する。

　これらの目標に加えヴァン・デア・コーク（van der Kolk, 2005）は、子どもは安全感や環境の予測可能性が高まることで、脅威へのとらわれによって抑制されていた探索行動が増え、身体感覚への注目、楽しみや身体的な熟達（Mastery）を体験することを強調している。

　診断・症候学および病因論的視点と同様、治療論的にもアタッチメント形成と複雑化したトラウマ症状からの回復の過程は重なり合うことを踏まえ、アタッチメント−自己制御−コンピテンシー（ARC）モデルの治療パラダイムが提唱されている（Arvidson et al., 2011）。この治療パラダイムは、アタッ

第3章　発達精神病理学からみたトラウマとアタッチメント　**39**

チメント理論と心的外傷理論の双方に基礎づけられたコンポーネントからなる。

　アタッチメントの領域の主な治療のターゲットは、子ども自身よりも養育システム自体である。養育システムの鍵となる実親や里親、入所施設のスタッフや治療者など子どもに生活環境で接する存在が、子どもの示すトラウマ反応に直面した際の自分自身の情緒的体験を認識し、制御できることが目標となる。心的外傷に関する心理教育を通じて情動調律の能力を高め、肯定的なかかわりを増やすことを目指す。

　自己制御の領域の治療コンポーネントには、感情体験を言葉にして、きっかけの出来事、自分の生理的状態、行動と対処法をつなぐことが含まれる。覚醒水準を調節する方法が乏しいために感情に圧倒されてしまうかシャットダウンするような身体反応に対して、子ども自身が内的状態とつながりをもちながら感情を取り扱う方法を学び、安全な関係性のなかで感情を伝えられるような情緒的絆を養育者とのあいだに築くことである。

　コンピテンシーの領域では、問題解決や実行機能など困難をもちやすい課題において、子どもが自分の行為の結果を予測し効果的な選択ができることを助け、主体性の感覚を育むことが治療のターゲットとなる。多くの子どもが外傷的ストレスや不適切な養育環境のために体験の断片化を生じ、また早期の探索行動の抑制によって自己感の発達が抑制され、否定的な自己概念が内在化されている。自分がユニークな存在であるという肯定的な自己感や体験のつながり・まとまりを獲得することで、自身の将来に方向性を見出せるようになることが目指される。

　また社会的スキル以外の幅広いコンピテンシーの領域の発達経路においても、それぞれの子どもが到達しているステージと暦年齢とのギャップを把握することが強調されている。重度のネグレクト環境におかれた子どもでは全般的な認知機能の発達の遅れがみられることはすでにルーマニア孤児の追跡研究で報告された通りである。さらに、過覚醒状態が生む実行機能や自己制御の課題、注意のバイアスは、高次の認知機能の発達や学業のパフォーマンスにも影響を与える。PTSD症状は連続性をもっている。外傷的ストレスへの適応過程で生じた発達の多様な表現型に応じた環境調整は重要な目標であ

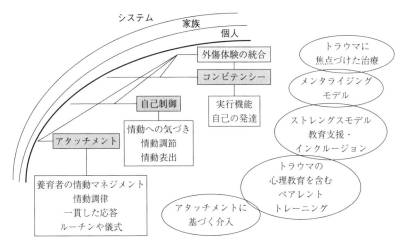

図3-1　発達性トラウマ障害の治療コンポーネント（Arvidson et al., 2001を参考とした）

る。

　以上のARCモデルの概念に一般的な臨床場面で考えられる治療的資源を重ねたスキーマを図3-1に示した。

今後の課題

　治療的介入の観点からは、児童福祉や医療、教育など多領域の臨床実践において、乳幼児期に限らない発達経路のさまざまなタイミングで、反復性の重篤なストレスへの曝露によって複雑化した状態に対する介入が求められる。そこでは、システム化された対応だけでは困難な状況がある。

　コリガンら（Corrigan & Hull, 2015）によれば、他の精神保健の問題と同様、心的外傷の臨床研究においても、反復性のストレスへの曝露の実態が把握しにくく、複数の併存診断をもつような"複雑な"ケースを除外して行われるRCT（ランダム化比較試験）がほとんどであるという。すなわち、期間限定で構造化された治験においては、複雑性PTSD（RADおよびDTD）は、導入基準の適用外、およびプロトコールの遵守困難によるドロップアウトあ

るいは治療抵抗性として、除外されていることを指摘している。

　一方で情動神経科学の知見は、複雑性PTSDと幅広い神経生物学的プロセスとの関連を明らかにしている。そうした知見は、感情や安全感への身体的気づきにアクセスできる自律神経や感覚運動レベルに働きかける治療法の有用性を示唆している。同時に、現在のエビデンス中心の治療ガイドラインでは、前言語の発達段階における身体に埋め込まれた心的外傷の治療と回復に必要とされる期間限定でない長期的な治療戦略や多様な治療パラダイムの適用が、エビデンスレベルの低さによって閉じられてしまうことが懸念されている。

　この意味で、前述のARCモデルに示された縦断的でマルチモーダル（複数様式）な介入プログラムは、包括的な治療資源を利用した複雑な病態へのアプローチとして大きな意義をもっている。一方で、多様な発達転帰に対し多領域の治療資源を用いる介入の有効性の検証には多くの課題がある。

　そうしたなかで、近年の発達精神病理学の縦断的な知見と多様な介入研究の結果を統合する試みにおいて有力なパラダイムとなりつつある差次感受性仮説が、新たな知見をもたらしている。従来のストレス（否定的環境）－脆弱性のDual-Riskモデルに対し、差次感受性仮説に基づくモデルでは、環境に対する神経生物学的感受性の高い個体がおり、リスクを増強する環境にも発達を促進する環境にもそれぞれ高い感受性を示すと捉えられる（図3-2）。

　この感受性の指標の例として、不注意・多動などADHD症状への脆弱性と関連するドーパミンレセプター遺伝子多型（DRD4）など神経生物学的な中間表現型の検証が進められている。この指標は脆弱性遺伝子として位置づけられてきたが、差次感受性モデルでは可塑性（Plasticity）の指標として定義される。たとえばDRD4で7回反復多型（ADHDの脆弱性遺伝子）がある子どもに関して、環境要因の予測因子と発達転帰の組み合わせにおいて差次感受性モデルが適合するエビデンスが積み重ねられている。具体的には、外在化行動を示すタドラー期（よちよち歩き期）の子どもに対して、親へのビデオフィードバックによる指導によって応答性のあるペアレンティングを提供するアタッチメントに基づく介入を行い、症状レベルやコルチゾール関連のストレス反応性の低下などを指標として介入効果をみた研究がある。一方

42　第1部　アタッチメント障害の診断学

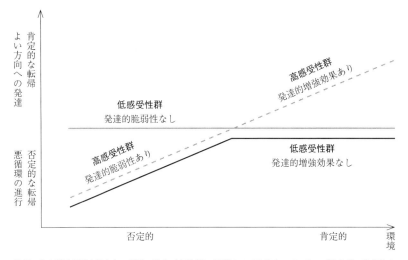

選択できる環境が否定的なものだけの場合（左半分）、両者のモデルはオーバーラップするが、肯定的な環境の選択を考慮すると双方のモデルは異なる（Bakermans-Kranenburg & van IJzendoorn, 2011）

図3-2　ストレス－脆弱性モデル(黒および灰色の実線)と差次感受性モデル(灰色の点線)

で、就学前の子どもにPhonemic Awareness（音韻認識力）を促進するコンピュータ指導プログラムを提供し、発達早期の読み書き能力を高める試みがある。これらは方法もターゲットとなる発達領域もまったく異なる2つの介入研究であるが、可塑性に関する情報を含めて有効性を検討すると、双方で他から抜きん出て利益を得たのは、DRD4で7回反復多型がある子どものグループであった。このように、従来の脆弱性遺伝子を可塑性の指標と捉えて多領域のエビデンスを統合して検証すると、それらは領域特異的でなく広範囲の発達領域に関連することが示唆される。したがって多様なモダリティとターゲットをもつ治療的介入が、可塑性をもつ人の肯定的な機能を促進する可能性がある。

　RADやDTDの治療においても、このような特定の可塑性に関する知見の集積によって、プログラムの利用者と提供者が「どのような人が、何のプログラムによって、いかなる利益を得られるか」についての情報を得られれば、利用者にとっては、より個別的なテイラーメイドの支援を選択できることになる。また支援者にとっては、ライフコースにおいて発達の各時期に個

別に必要となる多様な資源を可塑性の観点から予測し、それに基づいて連続性のある支援システムを用意することが可能になる。

第**4**章

ボウルビィの古典から読み解く
アタッチメント精神医学の新たな可能性
──「愛着と喪失」3部作を中心に

アタッチメント理論の萌芽と「愛着と喪失」3部作

ジョン・ボウルビィの「愛着と喪失（*Attachment and Loss*）」3部作は、1969年、1972年、1980年の11年にわたって刊行された。

これに先立つボウルビィの重要な業績として、1944年に発表された、素行症の子どもたちにみられた情緒交流の障害（Affectionless Psychopathy）と幼児期の母親との分離体験に関する報告がある（Bowlby, 1944）。これは、現在の反応性アタッチメント障害、脱抑制型対人交流障害の診断概念の先駆けとなる重要な論文である（Follan & Minnis, 2010）。1944年は、カナーとアスペルガーが、それぞれ自閉症の概念化についての論文を発表し、児童精神医学の古典が次々に生み出された年でもある。

このボウルビィの論文の背景には、第二次世界大戦中の疎開政策による母子分離の後、里親に委託された子どもたちの示した情緒・行動上の問題に対する臨床実践がある。同時期にドナルド・ウィニコットもまた、里親や里親宅での対応が難しくなった子どもが保護された治療施設のスタッフへの助言

やコンサルテーション、そして終戦後には疎開していた子どもを迎える養育者の支援に携わった。ボウルビィはウィニコットの臨床実践と概念化から大きな影響を受けた。3部作のなかでウィニコットによる病的な悲哀の治療ケース（Peter）が取り上げられていることからも、その影響の大きさがうかがえる。

　この報告以降、母性的ケアの剥奪（Maternal Deprivation）が子どもの情緒発達に与える影響についてのボウルビィの臨床的関心は一貫して続いた。彼はWHO顧問として母性的養育と精神保健についての調査を行い、それは1952年のモノグラフに結実している（Bowlby, 1952）。

　また、精神分析家として臨床に従事していたタビストッククリニックの児童相談外来では、同じくソーシャルワーカーとして臨床にあたっていたジェームズ・ロバートソンと協働し、小児病院に母親と分離して入院中の子どもたちが示す情緒的反応についての訪問調査を行った。さらにボウルビィは、その研究の対象となった子どもたちの情緒的な反応を経時的に記録した映像（ロバートソン・フィルム）を用いて、アドボカシー活動を展開した。これは小児医療の治療環境における母子分離に関して強いメッセージをもつ国際的な業績へと至り、社会的賞賛を得た（Bowlby et al., 1952）。

　その一方で、英国精神分析学会における発表では、乳幼児における悲嘆や抑うつに関するボウルビィらの主張と他の精神分析的発達理論との相違について多くの批判や質問がなされ、その後も活発な討論が続いた。

　11年間にわたる3部作の刊行過程で関連領域の新たな知見が付け加えられ、すでに発表された巻についてもそれまでにない観点からの改訂や増補がなされていった。この意味で3部作の最終的な記述には、前方視的な探索・進化と、後方視的な内省・遡行の過程が重層的に共存している。とくに第3巻では、このような循環的なライフサイクルの観点を提示し、あえて成人期の事例から乳幼児期へと遡る構造となっている。本章でもこれに倣い、第3巻から第1巻へと遡りながら、現在の児童精神医学の臨床と研究の観点からこれらの著作を読み解いていきたい。

第3巻『対象喪失：悲哀と抑うつ』

精神分析学との対話とトランスレーショナルな視点

3部作の最終巻となる『対象喪失：悲哀と抑うつ（*Loss: Sadness and Depression*）』（1980）においてボウルビィは、悲嘆と悲哀に関係する広範な臨床事例を成人期から乳幼児期に遡って収集し、検討した。

ボウルビィはこれに先立って、精神分析学会における子どもの悲嘆（Grief）と悲哀（喪Mourning）をめぐる論争を総括している（Bowlby, 1960）。そして、実証的な研究結果から、みずからの理論的立場として、一部の精神分析的発達理論にみられる乳房と離乳という限局した対象と体験のみに病因としての喪失体験を帰属させる立場はとらないと述べる。また、喪失に対する不安や攻撃の反応を、子ども自身の幻想や死の本能、攻撃性には帰属させないことを明言する。さらに、子どもの情緒発達における「現実の」人生経験や養育環境との相互作用を重視する立場から、不安や攻撃性は、養育の過程で実際に起きた養育者による「分離や遺棄の脅し」に起因することを多くの事例の記述に基づき繰り返し強調している。

また、敏感期は乳児期に限局されず、小児期から青年期を通じた過程であると提唱している。これは精神分析の精神性的発達理論とは異なる立場であるが、当時の生物学的理論と合致することを長所として主張する。この点で、ボウルビィの3部作は、対象喪失と悲哀という精神分析的臨床におけるもっとも重要な概念について、比較行動学やサイバネティクス（フィードバックシステム）、社会学などの知見から検証を重ねるというトランスレーショナルな精神医学研究の先駆けであった。

同時にボウルビィは、みずからの分離と喪失についての探求はフロイトの築いた基礎を超え出るものではなく、対象関係論など精神分析の諸理論と、分離個体理論など発達心理学との理論のあいだに共通する概念枠を発見しようとするものと述べている。これは、アンナ・フロイト・センターでの臨床研究からスタートし、さらに認知神経科学の新しい知見・方法論による精神分析理論のアップデートを行っているフォナギーらの研究グループが、両領

第4章　ボウルビィの古典から読み解くアタッチメント精神医学の新たな可能性　**47**

域を仲介する理論・実践モデルとしてアタッチメント理論を中心に据えていることにつながる（Fonagy & Target, 2007）。

トラウマ臨床の可能性

悲嘆と悲哀の過程で乳幼児が表出する情動・行動は成人と同じパターンである。この苦痛な体験への対処、自己防衛として、成長の過程において、一連のアタッチメント行動システムと対応するアタッチメント表象にかかわる認知情報処理のパターンが形成される。閾値下の知覚までを含む情報処理、とくに悲哀の過程における脱愛着（Detachment）の状態について防衛的排除（Deactivation）の概念が強調され、それに対応する意識の複数のシステム、すなわち解離のモデルが呈示されている。ボウルビィは、3歳以前の発達段階では、解離という防衛過程が表象機能に深刻なダメージを与え、解離した自己システムを生じやすいと述べる。ここでは対象喪失の経験における心的外傷の側面が注目され、近年のアタッチメント理論・臨床において重要となっている心的外傷と無秩序型アタッチメントにつながる概念がすでに示されている。

第3巻では、配偶者および子どもを喪失する体験をした者に対するフィールドリサーチから、さまざまな事例に共通する「悲哀の4段階」が示された。これは初期の無感覚（Detachment）の後に続く、強烈な苦悩や怒りへの移り変わりの段階、思慕し探し求める段階、混乱と絶望の段階、再建の段階から構成される。同時に、多数の事例や症例報告の検討から、病的な悲哀として慢性の悲哀・抑うつ、悲嘆の長期的欠如、同一化、強迫的な世話役または自立の態度、多幸感などを挙げている。これらは複雑性悲嘆の症候学的な記述として重要な資料の総説であるのみならず、現在のうつ病や心的外傷の臨床における重要な問題とも関連している。

さらに病因モデルの検討では、病的な悲哀の関連要因として小児期体験の重要性が指摘されている。とくに養育者との相互作用から形成された不安定型アタッチメントのあり方が、喪失した対象の理想化と自己非難、他者からの助けや慰めを求めることを恐れるといった病的な悲哀に特徴的な認知、感情や行動様式につながることが詳細に示されている。

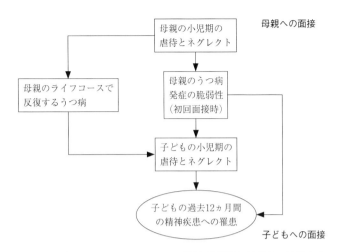

図4-1 母親のライフコースにおける否定的経験と子どもの精神疾患
(Bifulco & Thomas, 2012を改変)

　対象喪失と慢性の悲哀、抑うつと不安定型アタッチメントの関連については、うつ病についての社会学的な臨床研究の古典ともなっている*Social Origins of Depression*（Brown & Harris, 1978）から、ライフイベントと脆弱性に関する研究データを引用している。ここでは、女性のうつ病における11歳以前の母親の喪失体験、自己モデルにおける自己評価の低さと他者モデルにおける憎しみや拒絶、脅威となる人生上の出来事が、互いに関連し合うモデルが示された。これは、ビフルコら（Bifulco & Thomas, 2012）のアタッチメントスタイルの研究へと引き継がれ、アタッチメントスタイルや小児期の虐待の経験などが心理社会的リスク要因としてうつ病発症の世代間伝達を媒介するというモデルへと発展した（図4-1）。

　さらに長期的な転帰として、離別・死別と成人期の精神障害との関連については、ラターらによる発達精神病理学の立場からの縦断研究の結果が引用され、小児期の死別体験とうつ病、依存症、青年期の自殺念慮の関連が示される。さらにボウルビィは、他の諸研究も含めて、とらわれ型の不安定型アタッチメントの影響についても言及している。また、うつ病における発症要因と経過の記述から示された病態モデルに基づく内因性と反応性の区別について、両型ともに小児期の離別・死別体験との有意な関連があるエビデンスを

示し、あらためて疑問を呈している。これは、現在の不安障害やうつ病の治療における認知情報処理過程や、対人関係におけるコーピングのパターンとライフイベントとの相互作用に焦点をおいた治療（Bosmans, 2016; Handley et al., 2017）の発展の始点となる論考である。

　幼児期の子どもにおける対象喪失と悲哀については、ロバートソン夫妻による乳児院や里親養育でのケア実践事例の臨床的記述に基づき検討がなされている。とくに情緒的脱愛着現象に注目し、アタッチメント行動や表象を活性化させる知覚や情報を防衛的に排除するメカニズムを示している。そして対象年齢を発達早期に遡って研究データを検討していく過程で、対象喪失への反応と対象恒常性の確立という幼児期の認知発達課題との関連から、子どもにおける悲哀の理論を検証している。乳幼児期や小児期のうつ病については、現在においてもその病態や病因モデルが成人期と連続性をもつかについて十分なエビデンスは得られていないが、対象喪失と脱愛着というボウルビィが示した定式化に基づく臨床研究は今後も大きな意義をもつものと考えられる。

第2巻『分離：不安と怒り』

進化論への接近

　第2巻『分離：不安と怒り（*Separation: Anxiety and Anger*）』（1972）では、アタッチメント対象からの分離の体験を脅威と認識して生じる不安、恐怖、怒りなどの情動が包括的に論述される。精神病理学上、対象喪失とならぶ中心命題である分離不安が、ロバートソン夫妻の臨床観察、エインズワースらの発達心理学的研究、さらに比較行動学的研究における動物モデルなどの豊富な知見から検討され、（内的）作業モデルという概念へと集約されていく。

　ボウルビィは、子どもの分離に対する反応の3段階、すなわち「抵抗」「絶望」「脱愛着」のうち最初の「抵抗」の段階が分離不安の問題と関連するとし、その仮説はフロイトが最終的に採用したモデルと対応すると述べる。

50　　第1部　アタッチメント障害の診断学

そしてフロイトの精神病理学の路線のうえに新たな科学的思考を導入するにあたり、チャールズ・ダーウィンの進化論に依拠することによって、当時の精神分析が影響を受けていたラマルクの生気論と一線を画している。

当時、精神分析学、比較行動学ともに、アタッチメント行動は連合学習に基づくという二次動因説の立場をとっていた。これに対しボウルビィは、アタッチメント行動は生得的に備わった行動システムであるという一次動因説を採用した。そして、ヒンデらによる霊長類の分離時における子育て・アタッチメント行動に関する比較行動学的研究を1つの章を割いて紹介している。とくに恐怖に関する比較行動学的研究を引用し、さまざまなタイプの恐怖症とその行動をよく説明するモデル・仮説を提供している。すなわち暗闇や一人でいることへの恐怖、広場恐怖、学校恐怖など幅広い臨床的問題について、分離不安および関連する比較行動学的観点からの仮説が示されている。これらの考察は現在の病態モデル研究でも重要な手法となっている進化心理学に通ずるものである。

内的作業モデルと情緒的応答性

ボウルビィは臨床研究と一般科学に共通する概念枠を検証する一方で、とくに恐怖に対する感受性の個人差については、アタッチメント対象の応答性についての予測のあり方、すなわち自己・他者についての作業モデルのタイプが大きな影響力をもつとした。個人の作業モデル形成の過程には、現実の養育環境との相互作用が関与する。乳児期には、母親との分離が外傷的事態をもたらす危険な刺激量を自己の内部に蓄積し、孤立無援感を生じる原始的な反応がある。タドラー期では、母親を利用できない、応答性が得られないことと苦痛についての単純な連合学習が生じる過程で作業モデルが形成される。また小児期以降は、母親の応答が得られない母親不在時の恐怖体験から連合学習が生じる過程で、作業モデルが形成される。分離不安に関しても、分離に対する強い不安反応の感受性は、主として1歳半から2歳の発達段階での連合学習によるとされた。ここでボウルビィは、1歳半以前の乳児期において因果関係を洞察する能力や複雑な象徴機能を仮定しているフロイトやクラインの学説との違いを明確にした。

現在の乳幼児研究では、乳幼児期の感受性についてスティルフェイスパラダイム（スティルフェイス課題）［注］を用いた母子間の相互作用過程の研究から、生理学的・行動学的レベルでのシンクロニー（同調性）が明らかになり、あらためて乳児期の子どもの情緒的・社会的交流の能力が明らかにされている。これらの知見に基づき、ボウルビィが強調した年代以前の、6ヵ月以降の母性的ケアおよびその欠如の影響が重視されるようになった。DSM-5では、反応性アタッチメント障害の診断が可能になるには、9ヵ月相当の認知発達レベルに達していることが必要であるとしている（Zeanah & Gleason, 2015）。

世代間伝達の発見

第2巻では、安定型および不安定型アタッチメント対象の作業モデルで示される分離不安や、恐怖への感受性の個人差や多様性は、5歳までの情緒発達の過程で形成されていくという個体と環境要因との相互交渉モデルが提示された。その規定要因として、性差、微細脳損傷、自閉症、視力障害などの生得的要因、出生前および医学的要因が挙げられているが、その影響については短く言及するにとどまっている。その一方で環境要因については、アタッチメント対象の情緒的応答性についての予測に基づく作業モデルが現実の体験によって形成されることを、乳児院での生活、短期入院の経験、日中保育の質といった実証的調査の結果から文献的に検討している。それらのなかでもボウルビィは、両親からの遺棄、自殺の脅しの影響をとくに強調している。社会的な価値観やスティグマから両親によって語られない場合も多いが、しつけの延長といえるものから、絶望的な状況にある親による衝動的で怒りをこめた脅しまで、子どもの幻想や投影ではない現実の経験の影響が多くの臨床例でみられるとしている。

ボウルビィは、出産後から始まった母親の不安・抑うつに伴い、1歳半の子どもに体重減少と拒食がみられた事例を取り上げている。母親の実父は戦争のトラウマの影響を受け、両親間で夜間に激しい暴力が繰り返されていた。母親はそれを目撃し、実母の自殺未遂や自殺の脅しを経験した。そこで生じた不安と怒りの感情が、時を経てみずからの赤ちゃんが死ぬのではない

かという不安や、赤ちゃんを窓から投げ出したいなどの衝動や敵意に向けかえられ、実母から言われた自殺の脅しと同じことを子どもに口走っていたことが、治療の過程で明らかになった。ここでボウルビィは、自殺の脅しが原家族内でも母子間でも実際に起きていたことを認識することが、母子間の交流に介入する端緒となったことを強調している。

　このような臨床記述は現在の乳幼児精神保健や母子臨床で注目されている世代間伝達の問題にも重要な示唆を与える。ボウルビィによる論考では、親の自殺未遂、自殺の脅し、暴力を伴う喧嘩の目撃の経験が、遺棄の恐怖や分離不安を生じる側面が協調されているが、現在の乳幼児精神保健の臨床では、アタッチメント関係におけるトラウマの世代間伝達の側面に焦点がおかれている（Fonagy, 1999; Watanabe, 2002）。ボウルビィの事例も同じ観点から、実父母における戦争による心的外傷が三世代にわたり再演されたストーリーとして読み替えることができる。

　心的外傷に関しては、前述のように、第3巻の対象喪失における脱愛着についての考察でも、アタッチメント行動システムの非活性化、解離などのメカニズムが触れられている。とはいえこの領域の理論化は、1990年代以降の無秩序型アタッチメントに関する縦断研究、なかでもライオンズ−ルースらの一連の研究を待たなければならない（Lyons-Ruth et al., 2013）。ボウルビィが強調する親による遺棄や分離の脅しを、ライオンズ−ルースらが提唱する無秩序型アタッチメントをもつ親にみられる非定型の養育行動の闘争・逃走反応（Fight or Flight Response）として理解すると、子どもの分離不安と怒りについての新たな臨床的定式化が可能になる。

第1巻『愛着行動』

重要概念の導入

　第1巻『愛着行動（*Attachment*）』（1969）は、その半ばまでが本能的行動のシステムモデルについての考察に割かれている。これはアタッチメント行動を行動システムとして分析するための科学的な定義と記述の体系を整える

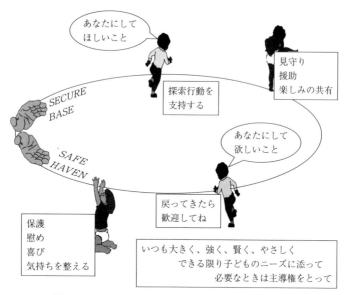

図4-2 「安心感の輪（Circle of Security）」モデル（Marvin et al., 2002）

作業であり、フィードバックによる制御理論、進化的適応性、目標修正的行動、択一的行動などアタッチメントにおける重要概念が導入されている。これら一連の検討には、比較行動科学を学ぶ精神分析家というボウルビィの一貫する視点と態度がある。

そして、二者間の行動の制御システムの機能と目的を、種の遺伝子の生存戦略における進化的適応性というダーウィン以来の進化論の中心概念によって説明している。続いて個体発生の観点から、ライフサイクルにおける敏感期の研究へと進む。これは母性行動とアタッチメント行動においてみられる、2つ以上の相容れない行動システムが同時に活性化する際の葛藤を調整する過程が発現する時期である。

フィードバック、目標修正的行動、択一的行動などの概念を用いたことによって、探索行動と安全基地行動とが交代し循環するアタッチメント行動のあり方を1つの制御システムとして科学的に記述することが可能になった。これは現在のアタッチメントに基づく介入の1つである「安心感の輪（Circle of Security）」（図4-2）で視覚的に示されたものである。

エインズワースとのコラボレーション

　アタッチメント行動の研究は、1950年にタビストッククリニックで研究を開始したエインズワースとボウルビィとの幸運な出会いとともに始まり、その後40年間の長期にわたる2人のコラボレーションによって発展していった（Bretherton, 1992）。ボウルビィ自身は、不適応を起こした子どもの施設でのボランティア活動の経験やロンドンの児童相談クリニックでの臨床活動からまとめた前述の論文（Bowlby, 1944）が契機となり、発達早期の人生経験が情緒発達に与える影響の研究がライフワークとなった。エインズワースと出会ったのは、WHOの母性的ケアと精神保健についてのモノグラフを出版したばかりの時期であった。一方、エインズワースはカナダのトロント大学で、ブラッツの安心感（Security）についての理論を研究テーマに選び、発達心理学研究者としての活動を開始した後ロンドンに移り住み、タビストッククリニックで研究職のポストを得ていた。ボウルビィが臨床例に基づき精神分析の実践と対比しながら分離と剥奪についての理論を構築する一方、エインズワースは乳幼児期の母子間の相互作用を観察する精力的なフィールドリサーチを進め、アタッチメントにかかわる行動システムの起源をたどり、米国に戻ってからストレンジ・シチュエーション法という評価方法を開発し、養育行動における母親の情緒的感受性という概念を提唱することとなる（Ainsworth & Bowlby, 1991）。

　第1巻の改訂版では、エインズワースの米国での研究拠点であったボルチモアでのメインらの研究が取り上げられている。たとえば、身体的虐待を受けた子どもの逃避と接近が混合した行動型と、母親の身体的接触への嫌悪や怒りとの関連についての報告である。また、ティザードらによる、生後2年間を施設で過ごした子どもの一部にみられた無差別な親しみについての報告も取り上げられている（Tizard & Rees, 1975）。しかしながらいずれも簡略な引用にとどまり、無秩序型アタッチメントの発達精神病理学的意義を含めた位置づけについては、メインらによるアタッチメントパターンに基づく追跡研究の知見の集積や、成人期のアタッチメントを評価する方法の確立、二世代の連続性の検証を待たなければならなかった（Main & Hesse, 1990）。

　無差別な親しみなどアタッチメント未形成の問題については、3部作の完

結と同じ1980年に刊行されたDSM-Ⅲでは反応性愛着障害の診断カテゴリーが採用されていたにもかかわらず、第１巻以降、反応性愛着障害という概念につながる知見としての重要性は指摘されていない。先に述べたように、ボウルビィの研究のスタートは1944年の母性的ケアの剥奪と情緒交流の障害に関する論文であり、これは現在の反応性アタッチメント障害の概念に関連する最初の文献として位置づけられる。しかしながらアタッチメント行動の研究を通じて、ボウルビィのアタッチメント概念の枠組みは、剥奪（Deprivation）のもたらす精神病理から、分離と喪失に対する子どもの防衛的反応と内的作業モデルへと移っていった。そして３部作出版後の剥奪に関する発達精神病理学的研究は、1990年代末以降ルーマニア孤児への国際的な里親支援と並行して行われた縦断研究を通じて、ラターら英国・EUの研究グループによる剥奪特異的心理発達パターン（DSPs）（Sonuga-Barke et al., 2017）およびジーナーら米国の研究グループによる脱抑制型対人交流障害の診断概念へと結実した（Zeanah & Gleason, 2015）。このような剥奪の発達精神病理学的研究と、発達心理学におけるアタッチメント研究の知見とを統合するために、対人交流における注意、行動、情動の制御にかかわる神経発達についての包括的な研究の枠組みが必要と考えられる。

おわりに──"進化"し続けるアタッチメント理論

　ボウルビィ最後の著作はダーウィンの評伝であった（Bowlby, 1992）。ダーウィンがボウルビィの生涯をかけた知的探索の旅のヒーローであったことは、３部作の各章の冒頭にダーウィンの言葉が旅の道標のようにしばしば引用されることからも明らかである。評伝はダーウィンのルーチンに満ちた研究生活と対照的な全世界をめぐる旅、そして生涯を通じて続いた心身の不調と８歳のときの母親の喪失体験との関連を描いている。探索の旅の象徴ともいえるダーウィンの評伝が複雑性悲嘆についての詳細な症例記述となったことからも、臨床家としてのボウルビィの関心の中心は一貫して現実の生活における"対象喪失"であったことは明らかである。かたや３部作冒頭の引用

文とエピローグの献辞はいずれもフロイトに向けられており、精神分析的な臨床家としての探索と接近の輪が閉じたことになる。その一方で、ダーウィンの進化論およびネオダーウィニズムは、探索の導きの糸としてアタッチメント研究を拡張する過程の中核的な概念枠となっており、進化論および進化心理学の知見がアップデートされるのに伴ってアタッチメントの概念モデルも進化・刷新されている。

　現代のアタッチメント関連領域の研究者は、発達過程にみられる子どものアタッチメントの多様性が、エインズワースが提唱した母親の養育行動にみられる感受性（Maternal Sensitivity）では一部しか説明されず、またアタッチメントパターンの世代間伝達の影響はさらに弱い関連にとどまるという、一見すると当惑させられる事実に取り組んでいる。ボウルビィ没後の20世紀末から現在まで、ライフヒストリー理論、進化論とアタッチメントに基づくライフスパンモデル、性差モデル、家族構造・力動を含む心理社会的加速モデルなど、親の養育行動の子どもへの影響の多様性を説明する有望なモデルが提唱されてきた。いずれにも共通するのは、生存と生殖における「進化論的両賭け（Bet Hedging）戦略」と、差次感受性仮説である。進化論的両賭けとは、将来の多様な生存・生殖環境への適応に備えて、親の養育行動、養育環境への子どもの感受性に多様性が担保されているというリスクヘッジの視点である。将来の環境には、資源が豊富で親が養育に多くの資源を投資できる環境、脅威や資源の欠乏から多くを投資できない環境など、さまざまな可能性がある。また、これまでのアタッチメント研究の多くはストレス－脆弱性のDual Riskモデルに基づいていたが、肯定的な環境における増強効果までを含むのが差次感受性の概念モデルである（Belsky & Pluess, 2009）。その意義については前章に詳述したが、たとえば過酷なしつけなど小児期逆境体験に対する破壊的行動の発症脆弱性遺伝子をもつ個体が、肯定的な養育に対しては発達増強効果を示すといった知見がある（Bakermans-Kranenburg & van IJzendoorn, 2007）。抑うつや反社会的行動など情動と行動の制御にかかわる遺伝子多型のデータを含めたコホート研究から、この概念モデルを裏づける多くの知見が蓄積されている。

　ボウルビィが3部作を通じて取り組んだ対象喪失と剥奪の問題は、流動

化、分断化する現代社会において重要性を増している。アタッチメント研究の進化が、精神医学に多世代やライフステージの枠組みによる新たな研究と実践の領域を生み出すことを期待したい。

　[注] 乳児と大人が対面での相互交流中に、大人が表情を止め（これをスティルフェイスと呼ぶ）、大人の行動が乳児の行動とは非随伴的になった際に、乳児が視線や笑顔の減少といった効果を示すかどうかを調べる研究手法。

第2部

周産期メンタルヘルスと母子臨床
—ボンディングとその障害

第5章

母子関係と乳幼児精神医学

はじめに

母子関係のあり方は、個人の内的世界をはじめとし、子と養育者のペア、家族、近隣地域の生活環境、社会経済制度に至る多層的な観点から、生物学、医学、心理学、社会学などのさまざまな方法論を用いて検証されている。精神医学の領域では、母子関係は、生理学的なストレス反応性や自己調節から、行動および認知レベルでの情動制御、さらには間主観性まで、多次元の精神機能とその発達過程にかかわることが示されてきた。

乳幼児期の精神医学の実践は、子育ての現場で起こるさまざまな問題を対象とする養育者と乳幼児に向けたアプローチである。そのなかで母子関係は、多次元的な臨床的意義により診断評価と治療的介入の中核となる。乳幼児精神医学では母子関係という双方向性のシステムを取り扱うため、精神医学的診断と治療の枠組みを、個から関係性へとシフトする必要が生じる。また関係性の問題への介入に際しては、乳幼児期の母親に特有の心理社会的状況——スターンが「母性のコンステレーション」という臨床パラダイムとし

て示した「生命 - 成長」「基本的関係性」「援助基盤」――に基づくことが要請される。本章では、最近の乳幼児精神医学における母子の関係性の問題へのアプローチを概観する。

発達早期の母子関係の精神医学的研究

　子どもから成人期までの心の問題の臨床経験から、乳幼児期の親の精神機能の特異性と、それが子どもの発達に果たす役割が概念化されてきた。それらにはウィニコットの「母親の原初的没頭」や「ミラーリング」、エインズワースの「母親の感受性」、エムでらの「情緒的応答性」といった古典的な臨床概念が含まれる。近年の精神医学的研究においては、脳画像研究やビデオ録画のミクロ分析、前向きコホート研究によるビッグデータの統計解析などの方法論を用いて、発達早期の親と乳幼児との相互作用に関する臨床概念の生物学的モデル化と、その妥当性の検証が試みられてきた。ここではとくに発達早期の母子関係の基盤となる母親の精神機能と養育行動の関連、および周産期の精神保健に焦点を当てた実証的研究を示す。

(1) 子育てをする親の脳機能と養育行動

　出産直後から始まる養育行動が、肯定的であれ否定的であれ乳児に向けられる高い強度の情動に動機づけられることは、社会文化的背景を超えて共有されている経験的事実である。近年の母子関係の研究では、養育行動の基礎にある母親の脳機能に焦点が当てられ、機能的脳画像研究や動物モデルなどの方法を用いた科学的検証が行われている。

　養育者は、子どもが生まれ出た瞬間から（あるいは妊娠中に胎児の超音波画像を目にしたり、胎動を感じるなど胎児の存在を実感した瞬間から）子どもとの特別な強いつながりを感じる。そのような情緒的絆を「ボンディング」と呼ぶ。

　ボンディング形成に際して親の脳はどのように機能しているのかが、最近の脳機能画像研究によって明らかになった。スウェインら（Swain et al., 2007）の代表的な研究では、自分の赤ちゃんの顔の画像という刺激を呈示さ

62　第2部　周産期メンタルヘルスと母子臨床

れたとき、出産後早期の母親では、脅威の探知に関連する脳部位が有意に活性化していた。ときには過剰ともなる母親の育児不安の背景として、乳児を脅威から守るため、恐怖や警戒といった進化論的には古い情動が活性化することがあるが、スウェインらの知見はこの点と関連している。一方、出産後３～４ヵ月を経過した時点では、自分の赤ちゃんという刺激呈示は、意欲を活性化して疲労感を回復し（報酬系）、ホルモンバランスを制御するような脳部位を有意に活性化した。この時点では、赤ちゃんの存在は、母親が自分自身の状態を整え、肯定的な感情と動機づけをもち、養育行動を持続し発展させる過程を助けていると考えられる。

　産後１年間における脳画像研究は他にも行われており、それらの結果を総合すると、産後の母親の脳には可塑性があり、それが子どもの成長に沿った経時的な養育行動のシナリオにかかわっていると考えられる。すなわち養育者の脳（Parental Brain）は、まず乳児との近接・接触によって賦活され、その安全を保障し不快を取り除くなどのケアを提供するような養育行動を引き出す。次いで、そのようにかかわることによって乳児からの肯定的反応の社会的キューが次第に増加し、さらに肯定的に動機づけられるという良循環が生じるよう設計されているとする理論モデルが導き出された。

　同様の研究パラダイムを用いて、精神疾患をもつ母親における母子関係の障害の臨床モデルについても検証がなされている。たとえば産後うつ病や物質依存、心的外傷後ストレス障害（PTSD）などの診断を受けた母親が、乳児の顔や泣き声などの刺激を呈示されたときに活性化する脳部位を、精神疾患のない健康な母親と比較した研究がある（Kim et al., 2016; Piallini et al., 2015）。健康な母親では、自分の赤ちゃんの顔や泣き声に対して、情動反応とその制御回路に関連する複数の脳部位が有意に活性化した。一方、産後うつ病の母親では、他人の赤ちゃんの顔や泣き声と統制刺激とのあいだで、活性に有意差はみられなかった。

　物質依存の母親の子育てが深刻に阻害され、虐待や放任のリスクを高め代理養育を余儀なくされる実状は周知のことであるが、複数の物質乱用の実態や困難な心理社会的状況があるため、脳機能への影響に関する系統的な研究は乏しい。乳児によって活性化する母親の報酬系回路は依存物質によっても

表5-1　子育てをする親の脳機能と関連する神経回路 (Moses-Kolko et al., 2014)

神経ネットワーク	研究の対象	脳部位と賦活パターン
顕著性（サリエンス）/恐怖ネットワーク	・健常な母親vs子どものいない女性 ・健常な母親（自分vs他人の子ども） ・抑うつ症状／物質依存／母子相互作用に障害のある母親	・扁桃核／島／前帯状皮質↑ ・扁桃核／前頭前皮質内側部／海馬↓／島↑
実行機能ネットワーク	健常な産後の母親vs月経のある女性（Go／NoGo課題）	・前頭皮質腹外側部／中心前回／前帯状皮質背側部↓
報酬系／社会的絆－アタッチメントネットワーク	・健常な母親（自分vs他人の子ども：泣き声、顔の写真、ビデオクリップ） ・抑うつ症状／母子相互作用の障害／実母のケアの乏しさ／不安定なアタッチメントパターンの母親	・内側視床／前頭前皮質内側部／眼窩前頭皮質／線条体／中脳水道周囲灰白質／メンタライジングに関連する神経回路（後帯状皮質、上側頭溝を含む）／被殻／黒質／上前頭回↑ ・中前頭回／線条体腹側部／視床／尾状核／紡錘状回／眼窩前頭皮質／上前頭回↓
デフォルトモードネットワーク	健常な母親vs抑うつ状態	・後帯状皮質周囲との神経接続性↑ ・後帯状皮質−扁桃核／皮質−辺縁系の神経接続性↓

　同様に活性化するため、物質使用は乳児の代理刺激として干渉し、母子のかかわり合いを阻害することが考えられる。限られた脳画像研究からは、物質依存の母親で、自分の赤ちゃんの刺激への反応性の低下が示された。

　PTSDと診断された母親についても、自分の子どもとの遊びの場面、分離の場面のビデオ記録を見たときに活性化する脳部位の研究がなされている。対人暴力によるPTSDの母親では、恐怖に関連する神経回路が有意に活性化しており、これは遊び場面で子どもに協調して共同注意を引き出す情緒的応答性の低下と関連していた。とくに解離症状を伴う母親では、情動制御に関連する皮質領域の活性化の上昇と、辺縁系の活性化の低下というパターンがみられた。PTSDは、情動制御や報酬系、その他の注意、学習、記憶などの認知機能に複雑な影響を与え、母親の情緒的応答性や子どもの発達の転帰にも影響することが示されている。

　以上の養育行動との関連が示された脳部位や神経回路を、精神疾患の母親における知見と関連させて表5-1にまとめた。

64　第2部　周産期メンタルヘルスと母子臨床

⑵ 養育行動とボンディング

　子育て支援の主な目標は、親の応答的で肯定的な子育てを促進することで不適切な養育のリスクを減らし、子どもの発達転帰を改善することである。子どもの発達における母子相互作用の重要性が支援者に認識される一方で、親の養育行動が子どもの発達のニーズと養育環境の経時的な変化に適応していく過程には、思いのほか注意が払われていない。前述したように、産後の母親の脳は可塑性をもち、子どもの成長に沿った養育行動のシナリオに関係する。この生物学的観点を、実際の家庭や地域での子育てにおける母親の育児感情の発達経路から検証する必要がある。

　産後早期の親の考えや行動は多次元の要因から成り立っている。そこには、子どものケアあるいは子どもと関係を築くことについての考えと行動、乳児に特別に焦点づけられた考えと行動（没頭 Preoccupation）、子どもの安全についての不安な侵入思考と損害回避行動、子育てについての肯定的な考え方、子育て経験、および情緒的応答性などが含まれる（Kim et al., 2013）。産後3ヵ月までの各要因の変化を親への自記式質問票と半構造化面接を用いて評価し追跡した研究によれば、最初の1ヵ月は乳児への没頭やケアについての考えや行動が増加していた。3ヵ月目ではそれらは減少していたが、逆に、子育てや乳児についての肯定的な考えは増加していた。母親では、情緒的応答性と不安な思考および損害回避行動とのあいだに負の相関がみられた。一方、父親では、情緒的応答性が高いと、不安な侵入思考やケアについての思考・行動はより多くなるが、子育てや乳児についての肯定的な考えは少なくなる傾向があった。このように産後早期の両親には強い没頭や子どもについての不安がみられ、それによって子どもとの密なかかわりや状態を確認する行動が増し、情緒的な絆や応答性が高まり、時間経過とともに肯定的な感情が増していくことが示された。また、親の情緒的応答性と育児感情の発達経路には性差があることが示唆された。

　多次元的な育児感情と行動のなかで基本的要素と考えられるのが、ボンディングである。周産期の親は胎児や乳児に対して強い絆の感情をもち、ケアや保護を与えたいと動機づけられ、養育行動が導かれていく。この絆の感情の肯定的な側面と否定的な側面の両者を評価するために、いくつかの質問紙

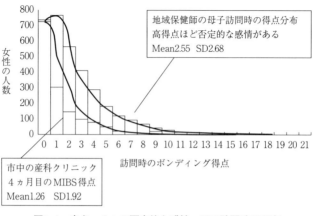

図5-1 赤ちゃんへの否定的な感情・母子訪問時の調査
(Yoshida et al., 2012)

が開発された。Parental Bonding Questionnaire（PBQ）は、25項目で4つの下位尺度、Mother to Infant Bonding Scale（MIBS）は9項目で2つの下位尺度からなる自記式質問票である。それぞれ経時的変化や関連要因が調査されている。金子ら（Kaneko & Honjo, 2014）はPBQの因子構造を日本の母親で検証し、16項目で4つの下位尺度をもつスクリーニング尺度としての有用性を示した。また吉田ら（Yoshida et al., 2012）がMIBSの日本での標準化のために行った調査では、出産後5日目から1ヵ月目と産後早期には大多数の母親が0点ないし1点と回答し、乳児への否定的感情はほとんどみられなかった。一方、出産後に地域で保健師の新生児訪問を受ける母親を対象に行った調査では、低出生体重や家庭訪問を求める何らかの心理社会的リスク要因をもつ母親では、否定的な感情をもつ割合はより高かった（図5-1）。さらに、被虐待歴をもつハイリスクの母親に対してPBQを用いた調査研究では、産後に抑うつやPTSD症状がある場合には、産後6ヵ月目にボンディングの形成不全が有意にみられた（Muzik et al., 2013）。

　これらの結果は、心理社会的リスクや精神症状をもつ母親に対しては、産後早期にボンディング形成の問題を発見し、介入する必要性を示唆している。

母子関係の評価方法と臨床応用

　母子関係は、前述のような親の強い育児感情、すなわちボンディングに基づく養育行動やコミュニケーション行動と、乳児の情動・行動制御や社会的能力の発達との相互作用によって展開していく。二者間の相互作用は行動の次元では次々に変化していくが、それらを関係性の次元で評価する際に軸となる臨床概念として、シンクロニー（随伴性、同調または同期性など）や情緒的応答性がある。

　乳児期の母子相互作用に関するトロニックら（Tronick et al., 1977）のスプリットスクリーンを用いた古典的研究では、出生後3ヵ月の乳児でも、笑顔や受容的な身振り、視線をそらす、怒りを示す表情や声、身振りなどによって、母親との交流の持続や刺激の量を能動的に制御しようとする相互調節（Mutual Regulation）モデルが呈示された。ミクロ分析では、母子それぞれの発声や視線、ジェスチャーによる交流が同調し、肯定的感情に調律された状態から、同調に失敗して否定的感情に転じ、それに気づいた母親が調律行動によって同調を試みると、乳児は否定的な感情をしばらく持続させた後で肯定的感情へと復帰する、いわゆる「破綻と修復」と表現される相互作用過程がみられた。

　健全な母子相互作用では、同調した交流は全体の30％にとどまり、破綻と修復の過程が大部分を占めている。この破綻と修復の過程を実験的パラダイムとして設定し評価する方法として、スティルフェイスパラダイム（第4章注参照）がある。これは短時間で簡便なセッティングで実施できることから、臨床的問題をもつ母親の子どもとの関係についての臨床研究にも応用されている。母子相互作用のミクロ分析は、乳児が他者の情緒行動を能動的に情報処理し、評価・対処していることを示唆している。乳幼児精神医学における関係性の診断と評価においても、相互調節の枠組みは取り入れられている。

　以下に、乳幼児精神医学の臨床と研究で用いられる母子関係の評価方法を概観する。

⑴ 母子関係の包括的な診断評価

　生後３年間の臨床的な問題の多くは子どもの行動上の問題として現れるが、養育者との関係性の問題として捉えたほうが有益であることを多くの実践家が指摘してきた。また母子関係は、養育環境のリスク要因が発達早期の体験を通じて子どもの発達に伝達されるという意味でも臨床的意義がある。とくに乳幼児期の母子関係は、一定の対人関係パターンとしてライフステージを通じて世代間で伝達されるという特性をもっている。さらに伝達された関係性のパターンは、子どものさまざまな状況における適応を予測するという意味でも、一貫性と連続性がある。乳幼児精神医学では、このような母子関係の臨床的意義を統合し、母子単位でのさまざまなモダリティの治療的介入に利用できる臨床モデルが必要となる。

　スターンら（Stern-Brushweiler & Stern, 1989）は、母子それぞれの関係性の表象や記憶が形作る内的世界が外的な生活場面の行動レベルの相互交流に表出され、その体験が互いの関係性の表象や記憶へと反映されるという二人組の共構築的なスキーマを提案した。ジーナーら（Zeanah et al., 2012）は、この臨床モデルを参照しながら、精神医学的多軸診断の枠組みにも適合する包括的な母子関係の評価方法を提案している。観察可能な相互作用の行動の次元で評価すべき母子関係の９つの領域と、それらが母子双方に対してもつ意義は表5-2のように要約される。ジーナーらは１つの構造化した母子交流セッションのなかで各領域を評価する手続きとして、自由遊びや設定された課題の教示と遂行、片づけ、母子の分離再会など９つのエピソードを含むCaregiver Child Structured Interaction Procedureを開発した。12ヵ月未満の乳児に対しては評価する領域は少なくなるが、前述した対面での交流やスティルフェイスパラダイムを用いることができる。これらの質的な評価に加え、関係性の臨床的診断の手続きとして、同じくジーナーらは、母子関係の包括的な機能水準を臨床家が０〜100点で評価する尺度としてParent Infant Relationship Global Assessment Scale（PIR-GAS）を作成した。これはDSM-Ⅳの多軸評価システムを参考にしたものであり、青木ら（2002）がその標準化を行った。この尺度は、適応的機能水準が80点以上、臨床的障害となる機能水準が40点以下と区分点が設定され、臨床的介入の指針として

表5-2　母子関係の諸側面（Sameroff & Emde eds, 1989）

親の機能領域	子どもの機能領域
情緒的応答性	情動制御
世話／価値づけ／共感	安心／信頼／自己評価
反応性	活気／関心
保護	覚醒度／自己防衛／安全
なぐさめ／子どもの苦痛への反応	いたわりを求めること
教示	学習／好奇心／マステリー
遊び	遊び／想像力
しつけ／限界設定	自己コントロール／協力
道具的なケア／構造／ルーチン	自己制御／予測可能性

活用できるように設計されており、乳幼児精神医学の診断システムにも取り入れられている（Müller et al., 2013）。

DSMやICDなどの精神医学的診断基準には、乳幼児期の精神症状は組み入れられていない。この点を補完し、この時期の症状の発達的側面への配慮を診断基準に反映させることを目的として、発達早期の精神医学的診断評価方法と介入を定式化する試みが、Zero to Three（2005）を中心とした乳幼児精神医学の専門家からなるワーキンググループにより継続されている。そこでは、関係性の障害について、DSM多軸診断システムにおける機能障害の評定のために前述のPIR-GASが導入された。また第2軸として関係性障害が導入され、母子関係の問題の相互作用パターンと情緒交流の質的側面を包括した分類方法が提案されている（表5-3）。

子どもとの関係性における親の主観的体験と内的表象のあり方については、成人アタッチメント面接という方法がある。これは、親自身の養育者を中心とする重要な他者との関係に関する言説を分析するもので、Dynamic Maturational Model of Attachment and Adaptation（Crittenden & Landini, 2011）などの臨床モデルを取り入れながら、ハイリスクサンプルへの介入にも応用できるかたちに発展している。また、親の側の子どもとの関係性についての表象を評価する半構造化面接としては、Working Model of Child Interview（WMCI）がある。子どもとの関係性に対する考えや感情をストー

表5-3　関係性障害の分類 (Zero to Three, 2005)

問題となる親子関係の質	
過剰なかかわり	過剰に支配的な態度 一貫性のない感情 限界設定の欠如
過少なかかわり	子どものニーズへの感受性の低さ 情緒的ひきこもり 放任傾向
怒り・敵意	拒絶的な態度 否定的な感情 防衛的な態度
不安・緊張	過剰な心配 不安な情動 子どもの行動の誤解
虐待傾向	子どもを攻撃する傾向 自分の心的外傷の再賦活化

リーとして自由に語ってもらい、妊娠前の子どもについての考え方や子ども
の性格をどう思うか、どちらの親に似ていると思うか、とくに子どもがかん
しゃくなどを起こし親として取り扱いにくい状況でどのように考え、感じる
かを聞いていく。子どもについての表象－ワーキングモデルの分析では、面
接での親の語りはビデオ録画され、内容だけでなく、沈黙や声のトーン、抑
揚などいかに語るかも分析の対象となる。「調和のとれた」「情緒的に離脱し
た」「歪曲された」など、語り方の質も含めてカテゴリー化する点で、成人
アタッチメント面接と共通した評定システムとなっている。

　一方、乳幼児自身の内的表象世界については、前述の対人交流パターンの
分析や心的外傷といった情緒発達リスクの世代間伝達現象などから間接的に
知られるか、成人や母子に対する個々の臨床経験における直観的・間主観的
洞察によるところが大きい (Fonagy, 1999; Watanabe, 2002)。最近の発達心理
学の領域では、視線や発声など非言語的なコミュニケーションの行動指標に
ついて、視線探知や音声解析などの先進的技術や新たな実験的パラダイムを
用いた研究が進められ、乳幼児が他者の意図や感情を理解し模倣する能力を
もつことが実証され、それを利用した臨床的介入も試みられてきている

(Sanefuji & Ohgami, 2013; Sanefuji & Yamamoto, 2014)。このような多領域での臨床研究の成果から、乳児の関係性についての思考や表象を客観的に把握する手続きが確立され、そこから得られた知見が間主観性に基づく母子臨床にも応用できるようになることが期待される。

(2) 母子関係の関連要因

　前述のように、発達早期の養育環境におけるリスク要因の多くが、母子関係を通じて子どもの発達に影響を与える。思春期の母親や精神疾患をもつ母親による子育て、貧困のなかでの子育ては、それ自体が子どもの発達に意味をもつわけではなく、そのような環境下で乳幼児にとって母子関係がどのように体験されるかが問題となる。

　精神疾患のなかでも産後うつ病は、母子関係と子どもの発達への影響についてのエビデンスがもっとも蓄積されている（Cooper & Murray, 1997）。同じく被虐待経験や配偶者間暴力などの生活歴をもつ母親でも、しばしば母子関係の困難がみられる。このような逆境体験をもつ女性では、自身に不安定型または無秩序型のアタッチメントが多くみられることに加え、解離や回避などのPTSD症状によっても子どもの苦痛への情緒的応答性が低下し、養育的な母子関係を阻害する要因となることが、多くの脳画像研究でも示唆されている（Kim et al., 2014）。

　子どもの側に早産や困難な気質特性、発達障害特性などの生物学的な要因がある場合も同様に、母子関係に否定的な影響を与えることが考えられる。たとえば自閉スペクトラム症（ASD）特性をもつ子どもの脳機能の偏りは、乳児期から存在し、母子のシンクロニーのあり方に影響を与え、その後の母子相互作用の非定型な発達につながる可能性がある。

　ASDの同胞をもつ乳児をハイリスクサンプルとして、視線探知における脳機能（事象関連電位）と母子相互作用を、7ヵ月時でコントロール群と比較する研究が行われている。その結果、両群に共通して、視線探知時の事象関連電位の反応性の分化の強さと、母子相互作用における肯定的な感情の表出とのあいだに正の関連がみられた。一方で、相互作用における肯定的感情との関連がみられる事象関連電位の成分は、ハイリスク群とコントロール群

で異なっていた（Elsabbagh et al., 2015）。このような知見の蓄積により、外的な母子相互作用の行動指標の基盤にある乳児の神経感受性の差異が同定できれば、ASD児の親の多くが乳児期から母子関係の困難さに関して抱いている気づきを裏づけ、早期介入に役立てることができるかもしれない。

　周産期における授乳（Ingram et al., 2015）やスキンシップ（Bigelow et al., 2014）などは、それらの場面で成功した肯定的な相互作用が生じれば、母親の自己効力感が高まることが示された。すなわち、発達早期の成功したペアレンティングや成功を導く適切で実際的な指導もまた、肯定的な母子関係を促進する要因となり得る。このような意味では、親族やパートナーからの子育てへの理解に基づく情緒的サポートや、子育て支援やピアサポートなどの近隣・地域の社会的サポートの存在も、リスク要因の否定的影響を調整する保護要因となる。

母子関係への精神療法的介入のターゲットと有効性

　乳幼児精神医学の臨床では、地域の家庭訪問などの子育て支援、親あるいは乳幼児のための外来クリニックや総合病院のコンサルテーション・リエゾンなどが主な介入の場となる。一般的な介入には、子どもの発達を促すことを目的にした発達や育児に関する心配事の話し合い、ロールプレイ・ビデオ教材・家庭での課題などを通じて養育行動や態度を変える親支援プログラムがある。これらに加え近年は、相互に調節し合う親子の二者関係そのものに焦点を当てた親－乳幼児精神療法（Parent-Infant Psychotherapy）の枠組みでの介入報告も増えてきている。これは、乳幼児期の心の問題の多くが関係性の問題として把握されるという、これまで述べてきた視点に対応している。以下に、主な問題領域における母子関係への介入について述べる。

(1) 乳幼児の情緒・行動の問題
　乳幼児期にしばしばみられる問題として、食事・睡眠における困難や過剰な泣きがある。摂食および睡眠、泣きのいずれの状況でも、養育者とのかか

わりによって、乳児の覚醒水準や注意、行動、感情を制御することが必要となる。

母子関係への介入には複数の糸口があるが、行動のレベルでは、このような状況で実際に親のとる認知・行動パターンが機能不全の悪循環を生じていると捉え、問題解決のために必要な環境調整や育児のスキルをともに考える。表象レベルへの介入では、子どもの食事や睡眠のあり方、そこで子どもがとる行動について親が無意識にとっている考え方、意味づけ、情緒的反応の非適応的なバイアスへの気づきを促す。

介入の強度と深さは、一般的な発達ガイダンスから、内省や洞察を促す親－乳幼児精神療法まで、臨床場面に応じてさまざまである。予防的観点からは、乳児の摂食や睡眠の困難・気むずかしさは、親の育児ストレスや睡眠の断片化を招き、産後うつ病のリスク要因ともなる。母子に介入し、効果的なペアレンティングの教示により、食事や睡眠の問題を軽減することが、産後うつ病の予防につながる（Werner et al., 2015）。

(2) 周産期うつ病への介入

周産期うつ病では、うつ病症状のペアレンティングへの影響のみならず、母子におけるリスクの世代間伝達と子どもの発達への影響という視点が強調され、その治療や介入の転帰を評価する際に母子相互作用の改善を含めることが提唱されてきた（Goodman & Gotlib, 1999）。産後うつ病の母子相互作用に関するフィールドら（Field et al., 1988）の研究では、産後うつ病に罹患した母親と子どもでは、母親の過度な情緒的ひきこもり、侵入的なかかわりをする傾向と、乳児の応答性の低さや自己志向的行動の多さがみられた。ビーブら（Beebe et al., 2012）も、母子相互作用における「ほどよい随伴性」という概念を示し、抑うつ症状のある母親では子どものキューに随伴した応答の頻度が低すぎ、不安や脅えの強い母親ではキューに過度にマッチングした応答をする傾向をモデル化している。

しかしながら、抗うつ薬による薬物療法や、認知行動療法、対人関係療法、継続的訪問支援など周産期うつ病への多様なモダリティの治療が行われているなかで、母子相互作用や子どもの発達までを治療の対象に含めてその

転帰を評価した介入研究はまだ限られている（Tsivos et al., 2015）。親のうつ病と母子関係のどちらに重点をおくかはさまざまであるが、有効性が報告された介入として、関係性に焦点づけた精神力動・家族システム的母子治療グループ、母子相互作用への直接のコーチングやビデオ録画のフィードバックを通じて情緒的応答性を高める介入、ベビーマッサージの教示が挙げられる。また、乳児の覚醒水準や行動の意味、社会的キューや生理学的調節、摂食についての理解を高めることなどを含む介入プログラムも有効であるとされる。

(3) 心的外傷をもつ母親への介入

　PTSDや未解決の心的外傷をもつ母親では、情緒交流レベルでのコミュニケーションのミスマッチや、突然の情緒的離脱、脅え、逆に脅かすような態度、否定的で侵入的なかかわりなどの非定型で無秩序な養育行動がしばしばみられる。このような養育行動の背景には、乳幼児の苦痛を伝える社会的キューが引き金となったPTSD症状によって、共感的な対応に必要な反映的機能が阻害され、子どもの行動についての否定的で硬直した帰属傾向が強まる過程があると考えられる。この過程は、分離場面のビデオを見たときの母親の大脳辺縁系の賦活低下とPTSD症状や解離障害とのあいだに相関がみられることからも裏づけられる（Schechter et al., 2012）。

　アタッチメントに焦点づけたビデオフィードバックによる介入（Clinician Assisted Videofeedback Exposure Session: CAVES）の知見は注目に値する。この介入により、前述のWMCIのセッションで語られる母親の子どもに対する否定的な認知や表象が変化し、子どもの分離不安を怒りや支配と誤って認識し、「脅かされ–脅かす（Frightened-Frightening）」ような態度をとることが短期間に軽減しうるという（Schechter et al., 2015）。この介入で用いられるビデオフィードバックの臨床的意義は、一見して無秩序な養育行動のなかに母親の心的外傷やアタッチメントの障害を見出すだけではなく、共感的・肯定的にかかわり合っている瞬間を見出し、母親が反映的機能を用い得ることを治療者と共有できるところにある。

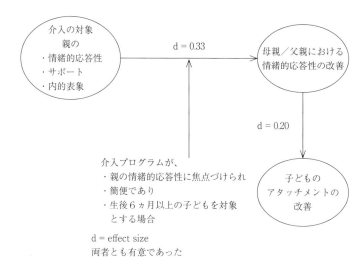

図5-2 母子介入プログラムの有効性のメタ解析
(Barkermans-Krarenburg et al., 2003)

(4) 介入の有効性について

ベイカーマン－クラーネンブルクら（Bakermans-Kranenburg et al., 2003）は、88の発達早期の母子に対する介入プログラムのメタ分析レビューを行っている（図5-2）。介入プログラムの対象や方法、効果判定のための親と子の評価尺度はさまざまであったが、母親の情緒的応答性および子どものアタッチメント行動のそれぞれにおいて十分なエフェクトサイズで介入効果が示され、母親のほうにより大きな変化がみられた。また驚くべきことに、非専門家による、場合によっては母親との接触さえない短期間の簡便な介入（母親が赤ちゃんと密着できるようにソフトキャリアを配布提供するなど）ほど、有効性が高いという逆説的な結果が示された。父親がプログラムに参加した場合、より高い効果がみられた。またサポートや内的アタッチメント表象よりも母親の情緒的応答性に焦点を当てたプログラムのほうが効果的であった。子どもの不安定なアタッチメントパターンが短期間で変わることは困難であったが、介入からしばらく時間が経過した後に変化がみられる「スリーパー効果」も考慮すべきであることが指摘されている。

分析の時点より十数年が経過しており、より系統的な介入と効果判定が可

能な現在の環境で再度検討される必要はあるが、よく練られたアイデアによる簡便な介入の臨床的意義に注目する必要がある。

おわりに

　乳幼児精神医学における母子関係の知見の多くは、クリニックや病院などにおける母子への介入からもたらされたものであった。一方で周産期の親の脳機能に対する注目が高まり、他方で草の根の地域における家族支援の必要性が認識されるようになっている。

　母子の関係性は本来、多様な社会・経済・文化的文脈のなかに埋め込まれており、さまざまな交流のチャンネルに開かれている。母子の関係性の困難が、母親個人の養育スキルや知識の問題にとどまらず、生物学的背景から世代間伝達、ソーシャルキャピタルに及ぶ多次元の問題の相互交渉過程から生ずることはこれまで述べた通りである。精神療法的介入で得られた知見をもとに、子育て支援の地域社会システムに埋め込まれた予防的介入、支援サービスとして、新生児訪問や健診の場で母子の関係性に配慮し、肯定的なかかわりを促進する機会を提供することが望まれる。

　子育ての困難につながる生物心理社会的リスクへの気づきを高め、統合されたケアプログラムとシステムの形成を促進するきっかけとして、ユニバーサル・スクリーニングという視点が提唱されている（Austin & Marcé Society Position Statement Advisory Committee, 2014）。乳幼児期は、母子保健制度に支えられたサービスあるいは地域や親族間の自然発生的な支援などの社会的なリソースを得られるという点では、レジリエンスの高い時期でもある。「ユニバーサル」という言葉には、ソーシャルサポートの社会学に発達心理学・精神医学の知見を統合することへの期待が含まれている。

第6章

母子精神保健と世代間伝達

はじめに

社会科学から生命科学まで、世代間伝達（Intergenerational Transmission）の視点が適用される問題領域は幅広い。社会学の領域では、社会階級や学力、識字率、貧困の問題の世代間伝達は重要な課題であり、身体医学においても、肥満などの成人病リスクや長寿の世代間伝達は予防医学の領域で中心となる視点である。

精神保健の分野では、精神疾患の世代間伝達の有無とその機序について、臨床や一般人口における調査からのエビデンスが積み重ねられている。これまで気分障害や不安障害など頻度の高い精神疾患では世代間伝達がしばしば認められ、その機序には親世代が形作る養育環境のあり方が関与することが疫学調査や臨床実践から示されてきた。養育環境への親の関与は、周産期の胎内環境を通じた母親と胎児の相互作用に始まり、小児期・思春期のペアレンティングなどライフコースを通じて持続する。これら養育環境の諸要因のなかでも、早期の母子間の相互作用が、子の情緒・行動上の問題と強く関連

し、また長期的な精神保健問題の転帰を予測することについて、多くのエビデンスが示されている。

　本章では、世代間伝達の臨床と研究から示されてきた母子精神保健に関連する重要な知見と近年の研究の動向を概説する。

世代間伝達の生物学的側面——個体の行動形質

　表現型の世代間伝達現象には、遺伝と環境要因およびその相互作用が関係する。それは、個体が属する種の進化と適応の過程に寄与してきた。精神保健の領域でみられる世代間伝達現象の多くが、対人関係とその発達の領域にかかわる。そのため、関係性の発達において世代間が共有する家庭などの環境の影響が注目されてきたが、直接の寄与が小さいという知見を行動遺伝学は示してきた。一方で、近年、発達精神病理学の縦断的な研究の知見から、遺伝環境相互作用や遺伝環境相関という新たな視点が生まれている。生物学的なメカニズムにおいて遺伝情報が介在せず、短期的な環境との相互作用がかかわる伝達の過程に注目が集まり、臨床的介入にとっても意義深い知見が得られつつある。

(1) 世代間伝達の生物学的機序

　生物学的な世代間伝達の機序には、両親の生殖細胞から子へと受け継がれた遺伝子情報で規定されるいわゆるメンデル的な表現型の伝達過程と、遺伝子情報（遺伝子配列の変化）が介在しない過程とがある。後者をエピジェネティクス的伝達効果（Transgenerational Epigenetic Effects）と総称する。

　エピジェネティックな過程は、表現型の進化や可塑性にかかわっている。そのなかには、周辺環境との相互作用によって短期的に適応的な変化が生じた個体の生理学的・行動学的な特性が、親世代から子世代へ多様なレベルで伝達される現象が含まれ、その機序は幅広い。

　動物モデルでは、母ラットの仔育てスタイルの伝達現象（Weaver et al., 2004）がその一例である。ストレスの少ない環境におかれた親は、背中を反

らせて出生直後の仔をなめたり、毛づくろいをするといった、仔育て行動をとりやすい姿勢（Licking/Grooming Arched Back Nursing: LG-ABN）をより多く示す一方、ストレスを多く受けた母ラットではこの姿勢を示すことは少ない。また、仔の出生後1週間の母ラットの仔育て行動の違いによって、仔の恐れの強さや用心深さを示す行動特性に差が生じる。進化生物学の視点では、このような仔の行動の差は、ストレスの多い環境での生存に有利なように適応した結果と考えられる。

　さらに仔が育った後の行動にも、母ラットの仔育て行動の違いに対応した差が有意にみられた。この伝達の過程を分子生物学のレベルでみると、ストレスが多い場合の行動形質（LG-ABNの減少）を示す母親に育てられた仔では、グルココルチコイド受容体（GR）の発現にかかわるDNAのプロモーター領域が、メチル化の増加とヒストンのアセチル化の減少によって抑制され、海馬におけるGRの発現が減少していることが示された。なおGRは、視床下部－下垂体－副腎系（HPA-Axis）の活動に関係している。HPA-Axisの活動はストレス反応性にかかわることから、仔育て行動特性の伝達は、環境ストレスに対する適応の結果生じるエピジェネティックな変化によると考えられる。また、母親を取り替える交差哺育を試みると、育ての親の仔育て行動スタイルが伝達されることから、母親におけるDNAのメチル化やヒストンのアセチル化という狭義の分子レベルの変化のみが寄与するのではなく、出生後1週間の養育環境と仔育て行動の相互作用が介在することが示された。

　ヒトにみられる胎児プログラミングという現象もまた、エピジェネティックな世代間伝達の例である。飢餓状態というストレスに曝された母親の胎児は、インスリン抵抗性の増加という形質を獲得するが、これは栄養の乏しい環境での生存を準備していることになる。一方で、出生後の環境が栄養に富んでいれば、この形質は成人病のリスクとなると考えられる。第二次世界大戦中のオランダやレニングラードで戦時の飢饉を妊婦として経験した母親の子どものコホート研究によれば、戦後栄養状態が劇的に改善した群と低栄養状態がその後も続いた群とで、子どもの成人病の発症率は異なっており、この仮説を支持していた（Bateson, 2001; Stanner et al., 1997）。すなわち、オラ

第6章　母子精神保健と世代間伝達　79

ンダの調査では、戦後低栄養状態が劇的に改善したにもかかわらず、成人期以降の子どもの糖尿病発症リスクや、女性の場合には低出生体重児の出産リスクが高まっていた。一方レニングラードの調査では、胎児期あるいは乳児期に飢餓を体験した両群の子どもで、成人期のインスリン耐性、高血圧、脂質異常症、心血管疾患といった成人病の頻度の上昇はみられなかった。

　このような身体疾患の胎児プログラミングをモデルとして、妊娠期の心理社会的ストレスの母子間伝達について、大規模コホートを用いたデータ解析がなされている（Glover, 2011）。その結果、妊娠中の母親の強い不安が、子どもの幼児期から学齢期以降の多動などの素行上の問題や、学習スキルの問題を予測することが明らかになった。すなわち、妊娠18週および32週における母親の不安症状のスコア（自記式質問票による）が高いと、子どもが4歳の時点で、ラターらの作成した情緒行動上の問題を評価する尺度において、不注意・多動下位尺度が2 SD以上となるオッズ比は1.84および2.63と高くなった。またADHD症状のレベルが診断閾値より上となる頻度も、5％から10％へと2倍近くに上昇した（O'Connor et al., 2002）。男児では、6〜7歳（81ヵ月）の時点でも、不注意・多動下位尺度が2 SD以上となるオッズ比は2.16と高かった（O'Connor et al., 2003）。不注意や多動は一見して社会適応上不利な行動特性であるが、母親の不安の高さを脅威に満ちた環境への反応として考えた場合、これらの子どもの特性も、脅威に満ち資源の乏しい環境での生存には適応的な意義をもつと考察されている。

　以上は、行動心理学、進化生物学、発達疫学領域の研究からの知見であり、環境に対する適応的反応の結果生じた行動形質などの変化の伝達が共通する。一方、医学領域では、必ずしも適応的でないエピジェネティックな変化が伝達される例も多くある。生活環境やライフスタイルの変化に伴い、内分泌攪乱物質など多くの化学物質への曝露に関して、多世代にわたる影響が検証されている。流産治療のため合成エストロゲン投与を受けた女性の子どもの次世代（直接エストロゲンに曝露されていない孫世代）で、外陰部腺癌の発症リスクが上昇する現象（Herbst et al., 1971）の一部は、胎児の生殖細胞を含むエストロゲンへの曝露により、DNAのメチル化の低下（DNA Hypomethylation）が三世代にわたって生じ、発症リスクの表現型が伝達され

ることによると推測されている（Li et al., 1997）。その他にも、未知の分子レベルのメカニズムを含む遺伝子変異の世代間伝達の例が、さまざまな疾患で明らかになっている。

　以上をまとめると、生殖細胞によらない母子間の表現型の伝達に関しては、①胎盤や母乳を介した受胎後のウィルスや毒素の移行、②母親の心身の健康状態の低下が、インシュリン耐性や高血圧、グルココルチコイドの上昇などを通じて合併症を引き起こし、妊娠中の胎内環境の安全性が損なわれることで子にも同様な健康上の問題が生じる、③母子間の行動の相互作用によって表現型が伝達される、といった過程が、現在までに得られたエビデンスから説明可能なメカニズムとして挙げられる。

(2) 母性的ケアの世代間伝達のエピジェネティックな機序

　母子精神保健の領域にもっとも関連が深いのは、母性的ケア（母性行動）や子育て行動の世代間伝達であろう。子どもへの虐待的行動に関しては、虐待している親の70％にみずからが虐待を受けた成育歴があり、虐待を受けた子どもが親となったとき、その20～30％が虐待的な子育てをするなど、驚くべき世代間連鎖のエビデンスがある（Chapman & Scott, 2001）。母性的ケアからその対極となる不適切養育まで、それぞれどのような機序で伝達されるのかを明らかにすることは、臨床的にも社会的にも重要な課題である。ここでは、動物モデルや分子生物学的な方法による母性的ケアの世代間伝達に対するアプローチを概観する（Champagne, 2008）。

　哺育行動をとる動物モデルによる研究には、霊長類を用いた研究と、他の哺乳類を用いた研究がある。アカゲザルの行動観察では、虐待的なペアレンティングスタイルの親子間伝達が50％以上の頻度で見出された。交差哺育の実験結果から、遺伝要因ではなく出生後の環境がこの伝達に影響していることが示された。アカゲザルやブタオザルの社会的なグループの観察研究では、乳児への、傷を負うまで押さつける、引きずる、踏みつけるなどの虐待的な仔育て行動は、ある母系内や特定の母親との親密な関係のなかで集積してみられた。また仔育ての拒絶などの行動についても、母系内での世代間伝達がみられた。

短期間に多世代の行動観察が可能な齧歯類を用いた縦断的研究モデルでは、行動レベルの形質・特性の伝達とともに、その基盤となる脳内メカニズムが検討されている。前述したように、母子分離など早期環境に操作を加えることで、成長後にみずからの仔をなめたり毛繕いをするなどの仔育て行動（Licking and Grooming: LG）に生じる変化を縦断的に観察する比較研究アプローチがある。早期の離乳や母親マウスからのさまざまな程度の物理的分離などの操作を受けた雌の仔マウスでは、LGの出現頻度は低下していた。

　また、仔の出生後1週間のLG頻度を行動指標としてグループ分けした母親マウスとその雌の仔マウスを、多世代にわたり縦断的に観察するコホート研究も試みられている。その結果、LGの頻度には母親世代と仔世代で高い相関がみられた。交差哺育を行うと、実際に育てられた母親のLG頻度と仔世代のそれとのあいだに一致がみられた。

　LGの世代間伝達に加え、LGが仔に与える影響に関連する神経生物学的諸指標の比較も行われた。高LG群と低LG群の雌の仔を比較すると、ストレス反応性に関連する神経内分泌学的指標の変化のパターンに違いがみられた。ストレス応答性はHPA-Axisの活動レベルを表すACTH（副腎皮質刺激ホルモン）の経時的変化のパターンで示される。ストレス刺激に対して、視床下部から分泌されるCRH（ACTH放出ホルモン）、次いで下垂体から分泌されるACTHが上昇する。副腎皮質からグルココルチコイド（ストレスホルモン）の分泌が上昇するHPA-Axisの亢進がいったん起こると、今度はストレス刺激が過剰に伝わらないように負のフィードバックがかかり、反応が抑制される。コルチコステロン前投与下で拘束ストレスがかけられる状況では、高LG群のほうがACTH濃度の低下による反応の抑制が大きく、良好なフィードバック機能を示していた。また、海馬におけるGRは、HPA-Axisの活動性のネガティブフィードバックによる制御にかかわっているが、低LG群に比べ高LG群では、海馬細胞で測定されたGR mRNAレベルが有意に高かった（Liu et al., 1997）。ストレス反応性の指標に加え、扁桃体におけるベンゾジアゼパム受容体の密度やGABA発現の減少、海馬の神経細胞死の増加、雄の仔におけるストレス反応に伴うドーパミンの放出など、認知能力、報酬への反応性にかかわる脳内メカニズムの変化も認められた（Caldji et al., 1998）。

　このような、母性的ケア行動が仔の神経内分泌に及ぼす影響の機序に関しては、母性的ケア行動で賦活される脳内メカニズムの研究が行われている。低LG群の母親マウスでは、出生後の母子相互作用に重要な役割をもつ視床下部視索前野のオキシトシン受容体の結合レベルおよび中脳辺縁系の側座核におけるドーパミン活性の低下がみられた。さらに仔においても、母親と一致するような神経内分泌学的システムの変化に加えて、母性的ケア行動の脳内責任部位におけるエストロゲン感受性の低下がみられた（Champagne & Scott, 2001; Champagne et al., 2004）。

　以上のような動物モデル研究のエビデンスは、ヒトにおいても乳児期など発達早期における母性的ケアの経験が、成熟した後の子育て行動に長期的な影響を与えることを明らかに示しており、世代間伝達を説明する重要なモデルとなりうる。しかしながらヒトを含む霊長類においては、母性的ケアを受ける乳児期から成人期までに非常に長い期間があり、その間に母親と離れて同世代と生活する機会が多いという重大な差異がある。動物モデルにおいては、低LGの母親マウスによる養育と乳児期における離乳後の孤立という環境の操作の後、仔マウスのHPA-Axisの亢進や認知機能の障害、向社会行動の減少が生じた。しかし、同じ仔マウスを、ヒトの小児思春期にあたる時期に社会的刺激に富んだ環境に移すと、それらが改善するだけでなく、成熟した後に高LGとなる傾向を示した。これは、母性的ケアの世代間伝達が、媒介する環境要因が成長過程で調整されることによって変化しうるというエビデンスでもある。

世代間伝達の社会学的側面——子ども虐待の臨床研究から

　子ども虐待は現代社会の大きな問題であり、その早期発見と原因の究明は児童福祉のみならず、医療保健や心理学、社会学など多領域が取り組む喫緊の課題となっている。1970年代以降の数十年にわたる研究によって、過去から現在にわたる、個人、家族、社会レベルのさまざまな要因の寄与が示さ

れた。それらが総合され、虐待の発生に至る多数の経路を含む複雑な生態学モデルが提唱されると同時に、世代間伝達の頻度が高いことも明らかになった（Belsky, 1993）。子ども虐待の早期発見と予防には、発生の経路と世代間伝達の機序解明が不可欠と思われる。

⑴ リスク要因と保護要因の研究

　初期の子ども虐待の世代間伝達に関する研究は、10代での妊娠出産、被虐待経験、施設養育経験など、心理社会的ハイリスクの母親を対象としていた。これらハイリスク集団では、回顧的な自己報告に基づけば、70％の母親が幼小児期の虐待経験を報告した（Egeland et al., 1987）。その一方、前方視的な調査では、実際に虐待的な子育てを行ったのは30％にとどまった（Kaufman & Zigler, 1989）。

　この事実は、とりもなおさず子ども虐待の世代間伝達には、連続性とともに、何らかの法則に基づく非連続性が存在することを示している。したがって、どのような条件で世代間伝達が連続"しない"のかについても検証する必要がある。このため、連続性と非連続性の観点から、過去のリスク要因を調整する保護要因にも注目した研究がなされるようになった。

　子ども虐待のリスク要因は、いずれも早期の養育環境において否定的な情緒に基づく相互作用を生じやすくさせ、子どもの成長の過程で、自己と他者、その関係性についての理解や期待に否定的なバイアスが生じる。この認知的脆弱性が、親となってから、育児の場面で怒りや拒絶など否定的な感情を生じる準備因子として、ペアレンティングの障害のリスク要因となる。このような認知的脆弱性を介した子どもへの否定的感情の世代間伝達が、子ども虐待の１つのモデルと考えられる。その一方で、子ども虐待が伝達されなかった母親では乳幼児期以降、親となるまでの対人関係や現在のパートナーとのあいだで安心できる肯定的な関係性をより多く経験しており、これらが重要な保護要因となったと考えられる（Belsky & Pensky, 1988）。

　ベルスキーら（Belsky et al., 1989）は、３歳の子どもをもつ平均的な社会経済階層の母親を対象とする調査を行い、世代間伝達が特殊で異常な現象として特定のグループに限定されないこと、ハイリスク集団から一般人口にま

で共通するリスク要因と保護要因の検証を試みた。その結果、現在のパートナーとの結婚生活の質が、ペアレンティングの問題の世代間伝達のゲートキーパーとして機能していることが示された。すなわち、否定的で拒絶されるような被養育体験は、現在の結婚生活の質に否定的な要素が多い場合に、子育てにおける母親の否定的感情を予測した。そして支持的な被養育体験は、現在の結婚生活が肯定的な場合に、子育てにおける肯定的感情を予測した。また、子育てにおける否定的な感情の伝達という機序は、ハイリスク集団でも一般人口でも共通していることが明らかになった。

　同じくベルスキーら（Belsky et al., 2005）は、ニュージーランドの出生コホートから、初めて３歳の子をもった親と子のペアを対象にした調査を行い、怒りや敵意、攻撃的な子育てだけでなく、温厚で応答性が高く成長を促す刺激を与えるような子育てにも世代間伝達がみられることを示した。対象となった親子ペアの子どもが平均23歳で第一子の親となるまで、子ども時代から15歳までの間、１年おきにとられていた親からの被養育体験や家庭環境、思春期における親子間や同世代とのアタッチメント関係についての自記式質問票と面接の記録を分析した。また、今回の調査時に、パートナーとの恋愛関係の質に関する25項目の評価尺度を用いてペアレンティングを評価した。併せて、次第に課題が加わる３つのパートに構造化された相互作用を30分間録画し、そのビデオの分析によってもペアレンティングの評価を行った。そして親自身の早期小児期（３歳および５歳）、中期小児期（７歳および９歳）、思春期早期（13歳および15歳）の３つの発達時期を縦断的に研究するデザインを用いて、どの発達時期の養育体験と家庭環境が、現在の親としての温厚で応答性が高く成長促進的な刺激を与えるようなペアレンティングを予測するのかを調べた。同時に、現在のパートナーとの恋愛関係の質が保護的効果をもつかについても検討した。結果として、母親については、各時期の肯定的な養育体験（権威的でない子育て、肯定的な家庭環境、肯定的なアタッチメント）が、上記のようなペアレンティングを予測したが、父親についてはそのような関連がみられなかった。また、現在のパートナーとの関係に保護的効果は見出せなかった。肯定的な関係の経験は、虐待的な養育を受けた可能性の高いハイリスク群において保護的効果が明らかになると考察

されている。

⑵ 精神疾患の世代間伝達研究——心理社会的リスクとその伝達

　ベルスキーら（Belsky et al., 2005）は、奇しくも女性におけるうつ病のリスク要因の社会学的研究においても世代間伝達現象がみられ、リスク要因、保護要因についても共通する知見が得られたことを指摘している。1980年代に３年間にわたって実施された、ロンドンとスコットランド・ハイランド地方の４つの大規模サンプルを用いた女性のうつ病に関する疫学調査（Bifulco et al., 1987）では、小児期に母親を喪失する体験があるとうつ病のリスクは増加し、それはとくに現在の対人関係に破綻があった場合に高まっていた。一方で、同じリスクをもっていてもうつ病にならなかった女性では、喪失体験後のライフコースで適切なケアを受けたり、生活上の困難が軽減されたり、何でも打ち明けられる仲間の存在があるといった保護要因があった。

　その後もロンドンの２つの地域サンプルを合わせたフォローアップが８年余にわたって継続され、1990年には、調査対象の女性たちの青年期になった子どもを新たに含めて、リスク要因の世代間伝達についての追跡調査が実施された（Andrews et al., 1990）。母子の双方から協力が得られたのは、289ケースのうち43％であった。母子間の精神疾患の伝達については、母子の主要な診断名はうつ病であり、とくに母親のうつ病が慢性で反復性の経過をたどった場合、娘にも過去１年間で25％と高率に臨床レベルの精神疾患がみられた。この調査では同時に、地域人口でみられる比較的軽症のうつ病などの精神疾患の世代間伝達に関し、発達早期の家庭での否定的な養育環境の影響を、娘世代への質問紙とインタビューにより調査した。そこでは、遺伝子レベルの要因よりも心理社会的要因が重要な役割を果たしているとの仮定がなされた。結果として、母親に慢性的で反復される精神疾患があった場合、ケアの欠如や母親への反感などの不適切なペアレンティングおよび繰り返される身体的虐待や性的虐待といった深刻な被害体験の報告は、それぞれ60％、50％と高率で、90％でいずれかがみられた。これは母親に精神疾患がない場合の５倍近くであった。これらの結果を総合し、母親から娘への精

神疾患の伝達を回帰モデルにより検討すると、娘の過去1年間の精神疾患は、発達早期の家庭での否定的経験により説明することができた。

ビフルコ（Bifulco, 2013）は同じ地域サンプルに対する調査を引き続いて行い、母親自身の身体的虐待、ネグレクト、性的虐待の経験についても評価し、データベースに統合し、パス解析を行った（第4章図4-1）。その結果、母親自身の被虐待経験が成人後のうつ病発症の脆弱性（パートナーとの否定的な相互作用、低い自己評価）と関連し、この脆弱性が小児期の子どもへの虐待と関連していた。さらに小児期における被虐待が、青年期の調査時における精神疾患と関連しており、母親の脆弱性は子どもの精神疾患とのあいだに直接の関連をもっていた。

この地域サンプルのなかからとくにハイリスクサンプルに対して、母親のアタッチメントスタイルとペアレンティングの能力に関する最新の調査も報告されている。インタビューによる評価を加えて解析した結果から、前述のモデルにおける「母親の被虐待経験」の部分を「不安定なアタッチメントスタイル」に、「母親のうつ病発症の脆弱性」の部分を「ペアレンティング機能不全」にそれぞれ置き換えた、アタッチメントの世代間伝達モデルが呈示されている（Bifulco, 2013）。このモデルでは母親の反復するうつ病は含まれず、結婚生活の重大な困難が子どもの虐待・ネグレクトに、パートナーの問題行動がペアレンティングの機能不全にそれぞれ影響を与えるという新たな経路が示された。

女性の精神保健の問題の世代間伝達という1つの現象について、評価する尺度と概念を変えてみると、精神障害とその脆弱性のモデルから、家族の関係性と子育て環境の伝達という新たな側面が明らかとなっている。関係性と養育環境におけるリスクとレジリエンスの表現型にかかわる概念として、アタッチメントとトラウマは、1990年代以降の世代間伝達研究のなかで、新たな知見を加えてますます重要視されるようになっている。

⑶ 世代間伝達研究におけるアタッチメントとトラウマ──行動遺伝学と心的外傷理論の寄与

アタッチメント理論に基づく数多くの研究は、アタッチメントの評価方法

の開発と、それに基づく世代間伝達の実証、機序の解明をその臨床的課題の中心としてきた。乳幼児に対するストレンジ・シチュエーション法に続く成人におけるアタッチメント評価方法の開発によって、世代間伝達の実態が明らかになってきた（Mainet & Goldwyn, 1984）が、そのエビデンスは主として乳幼児期における母子間のアタッチメント伝達の程度に限られ、実質的に母親のみが情報源となっていた（遠藤, 1993）。

1990年代以降、乳幼児期から思春期、成人期へとライフスパンを通じた実証的研究の知見が増し、縦断的な追跡調査や、多世代あるいは双生児のアタッチメントに関するデータを用いた解析がなされるようになった。それにより、行動遺伝学における遺伝環境相互作用や遺伝環境相関など、より包括的な概念を枠組みとしてアタッチメントを検証することが可能になった。

従来の乳幼児期のアタッチメント研究のメタ解析では、安定型のアタッチメントの母子の一致率は75％と高かった（van IJzendoorn, 1995）。しかし、児童思春期の外在化障害や内在化障害と母親のアタッチメントとの関連様式はさまざまな形をとり、性差や用いた評価尺度などの要因によっても異種性がみられた。成人期までの転帰を含む縦断研究はまだ少ないが、乳幼児期のアタッチメントが成人期の転帰を予測する程度は限られており、広範囲の対人関係の尺度を含めるとよく予測することができた（Grossman et al., 2005）。近年では、アタッチメントの世代間伝達は、乳幼児期の相互作用パターンが精神機能への内在化を経て成人期の精神保健問題へつながるという直線的・カテゴリー的な連続性のモデルよりも、ライフスパンを通じて、個人の遺伝的要因と成育環境との相互作用によりダイナミックに変化するというモデルが適合することが示されている。

英国のアタッチメント研究グループは、双生児研究プロジェクトとして、比較的大規模な双生児コホートについてアタッチメントの縦断研究を行っている。発達早期から思春期、成人期までのアタッチメントを追跡した報告においても、アタッチメントパターンに縦断的な変化がみられることが示された。さらに遺伝環境相互作用の枠組みで解析を行うと、乳幼児期にはアタッチメントは双生児間で高い一致率を示し、その大半は遺伝要因よりも共有環境が寄与していた。一方で、思春期では、遺伝率が35〜38％と、遺伝要因

のほうが相当な割合で寄与しているという結果となった（Fearon et al., 2014a）。ラター（Rutter, 2014）はこの結果を驚くべきものではないと述べている。ラターによれば、ボウルビィの古典的なアタッチメントの概念は本来生物学的・生態学的なものであり、行動遺伝学のモデルを適用すると、発達の過程で遺伝要因の寄与が大きくなることのほうが一般的であるという。またラターは、遺伝率は対象となる人口に特異的な尺度であって、ある表現型の本質的な特徴ではないこと、加えて、アタッチメントの概念が包含するさまざまな認知・行動上の指標には異種性があることを指摘している。すなわち、乳幼児期における養育者との行動レベルの「二者間の」相互作用パターンと、成人期で評価される養育者との関係性についての「個人の」記憶・思考・語りは異なる水準の事象であり、表現型として必ずしも連続性のあるものとはいえないという。

　また、乳幼児期のアタッチメント研究のゴールドスタンダードであるストレンジ・シチュエーション法を用いて計測されている分離再会場面のストレスで賦活される状況特異的なアタッチメント行動（安定／不安定型）については、遺伝要因の寄与は小さいと考えられる。そうであっても、アタッチメント対象との二者間の状況のみに限定されず、特定の関係性と発達時期を超えて精神病理との関連がみられる行動表現型、すなわち無秩序型アタッチメントや反応性アタッチメント障害（RAD）については、遺伝要因の寄与を考慮する必要がある。たとえば臨床的にも重大な情緒行動上の問題と関係して、子どもの外在化障害と母親の無秩序型のアタッチメントパターンや脱抑制型のアタッチメント障害との相関がある。無秩序型のアタッチメントは子ども虐待や施設収容などハイリスク人口での頻度が非常に高く、この点でも、一般人口で広くみられる安定／不安定型とは異なる発生と世代間伝達の機序を想定する必要性がすでに指摘されている（Rutter et al., 2009）。

　このような行動遺伝学の視点に基づいてファーロンら（Fearon et al., 2014b）は、思春期のみならず乳幼児期の母子相互作用への遺伝環境相互作用の関与について、さらに詳細な検証を行っている。従来のアタッチメント理論では、親のペアレンティングの様式に対応して子どもが特定のアタッチメント行動をとることで、一定のパターンが形成され、適応するという受動

的な遺伝環境相関のモデルを前提としている。これに対しファーロンらは、子どもの遺伝子多型などを変数として含め、縦断的な調査を行うことで、子どもの側の遺伝要因によって親のペアレンティングのあり方が誘導され、特定の養育環境が形成されるという誘導的遺伝環境相関（Evocative rGE）のモデルを支持する結果を示している。

　前述のように、無秩序型や脱抑制型のアタッチメント行動、RADについては、いわゆる安定／不安定型のアタッチメントとは異なる枠組みで捉える必要性が指摘されている。これらは心理社会的ハイリスク集団で頻度が増加し、親にはさまざまな精神症状が存在し、アタッチメント行動以外の幅広い領域でも相互作用の破綻が生じることが考えられる。なかでも心的外傷後ストレス障害（PTSD）あるいはその症状が、自己制御への影響などを通じてペアレンティングに与える影響は大きいと考えられ、とりわけPTSDの世代間伝達の視点から、その機序の検証と、それに基づく介入方法が検討されている。ライオンズ－ルースらは、ストレンジ・シチュエーション法を2歳台の発達時期の子どもをもつ母親に実施すると、しばしば制御不全の養育行動が見出されることを報告した。そこでは母親の行動は、あたかも乳児を脅かす（Frightening）、闘争的・攻撃的・侵入的な態度をとるか、反対に、乳児から脅かされ（Frightened）、逃避的、ひきこもり、距離をとるような特徴があった。このような養育行動の特徴は、母親の成育歴における未解決のトラウマと子どもの無秩序型のアタッチメントに関連があった。

　その後の20年にわたる縦断的研究の結果、ストレンジ・シチュエーション法でみられた母親の制御不全行動は、子どもの思春期における解離症状や境界パーソナリティ傾向と関連をもっていた。遺伝要因として、不注意や多動傾向などADHD症状発現のリスク因子であるDRD4遺伝子多型との関連をみると、母親の養育行動との関連はないが、乳児にこの多型があった場合、母親の制御不能の養育行動に対して無秩序型アタッチメントを示しやすいという脆弱性がみられた。対人暴力の経験などにより母親にPTSD症状があると、育児中に防御的となり、過覚醒の自己保存的な構えに入りやすく、子どもに対して親密で応答的な態度がとれず、制御不全行動が生じやすくなる。

　ライオンズ－ルースら（Lyons-Ruth et al., 1987）による低所得・ハイリス

90　　第2部　周産期メンタルヘルスと母子臨床

クの母親に対する研究では、対人暴力によるPTSD症状の重症度と、敵意があり侵入的な養育行動とのあいだに相関がみられた。子どもについてみると、不安定型のアタッチメントを示す子どものなかでの無秩序型の割合は、PTSD症状のある母親の子どもでは88％であったが、PTSD症状のない母親の子どもでは33％にとどまった。

シェクターら（Schechter & Willheim, 2009）によるPTSDの治療で受診している臨床群を含めたケース・コントロール研究では、PTSD症状のある母親の子どもに対して、愛着障害面接（Disturbance of Attachment Interview）という12項目からなる半構造化面接を用いた評価がなされた。その結果、RADの診断に該当する子どもは1～2％にとどまる一方で、27％の子どもが「安全基地の歪み」のクライテリアに該当した。母子間の要因の関連をみると、子どもの示す「安全基地の歪み」のクライテリアを満たす項目数は、母親の非定型の養育行動と弱い相関にとどまったが、PTSD症状の重症度とは有意な関連があった。PTSDの世代間伝達を直接検証する研究はまだ少ないが、乳幼児期の母子の調査と子どもの思春期までのコホート調査の2段階のデザインで行われた研究がある。それによると、PTSD症状のある母親の子どもで、不安定型、とくに無秩序型のアタッチメントとなる比率が増加していた。また、子どもが不安定型のアタッチメントであると、思春期までにPTSDの診断を受けるリスクが高まり、とくに無秩序型では重症度が高くなることが示された。

このようにPTSD症状・トラウマの世代間伝達のエビデンスは積み重ねられており、母子精神保健の臨床的視点としても重要性を増しているが、有効な介入のためにはさらにその機序が明らかにされる必要がある。

(4) 治療的介入のフォーミュレーションと社会的運動の根拠としての世代間伝達

世代間伝達の概念は、1970年代以降、生物学的、社会学的な視点からの研究が行われるようになるより前から、精神分析の臨床実践から得られた洞察により、母子の同一化あるいは前世代の家族関係－母子関係の内在化を中心に理論化されていた。精神分析学は主として臨床場面の病理的な母子関係を参照しながら、治療論的なメタ心理学を発展させてきたが、一般人口や社

会的なハイリスク人口へと理論を一般化する過程で、その科学的な検証の場は超領域的に、実証的な方法論を用いるアタッチメント理論や発達精神病理学へと引き継がれたといえよう。しかしながら社会環境の変化に伴い、さまざまな過酷な状況に直面してきた個人や家族との治療的関係のなかでユニークな世代間伝達の問題が定式化され、新たな洞察と理論の萌芽を得る場として、精神分析の臨床は現在も重要な役割を担っている。

　フォナギー（Fonagy, 1999）は、ホロコースト生存者の家族の第三世代の青年にみられた重症の強迫性障害の治療過程を、心的外傷の世代間伝達という観点から定式化している。世代間で伝達される脆弱性とは、アタッチメント対象のトラウマに関連する思考・行動がそのまま内在化され、青年自身の自己に統合されないままになることで、自己の内的状態を思考する能力（メンタライゼーション）が及ばない心的領域が生じたことであり、これが三世代にわたるトラウマの世代間伝達の定式化となる。その後のアタッチメント関係にトラウマをもつ境界例の臨床研究から、メンタライゼーションの概念は、境界例や非行の事例にしばしばみられる暴力問題の世代間伝達を理解する枠組みとして、心理学的な観点から他者を解釈する能力へと一般化された。そしてメンタライゼーションを育てるプログラムは、学校でのいじめや地域社会の暴力の減少を目指す社会的介入の取り組み（Fonagy et al., 2009）や、脳科学的なアプローチによるアタッチメント研究発展の萌芽となっている（Fonagy et al., 2011）。

　渡辺（2002）も同様に、日本における第二次世界大戦生存者の心的外傷の世代間伝達に触れながら、日本人特有の心理的苦悩や葛藤に対する態度と家族相互作用のパターンについて、自己抑制・否認と「甘え」を鍵概念として呈示した。さらに、周産期医療や保育の場を心的外傷や精神病理の世代間伝達を予防する要として位置づけ、小児科医や保育者へ呼びかけて草の根からの精神保健活動を展開している。

世代間伝達の予防的介入に向かう新世代の発達精神病理学
――レジリエンスモデルと差次感受性仮説

　母子精神保健にかかわる問題の世代間伝達の連続性と非連続性、その機序を明らかにすることは、とりもなおさず、それらの問題のリスク要因と保護要因の理解、介入方法の開発につながる。このような世代間伝達の解明には、発達精神病理学の枠組みが用いられる。ここまで概観してきた母子精神保健にかかわる世代間伝達研究の多くで発達精神病理学の枠組みが用いられているが、主としてリスク伝達のエビデンスに基づいている。一方で、近年の発達精神病理学は非連続性の部分、すなわちレジリエンスについての研究と、それに基づく臨床的介入を統合する"第四の波"を迎えている（Wright et al., 2013）。

　第一の波は、個人のレベルにおけるレジリエンス現象の記述と、それに基づく基本的な概念、方法論の確立であった。第二の波では成長過程にある個人がさまざまな逆境に肯定的に適応するために、埋め込まれている環境のなかで多くのシステムと相互交渉する過程が明らかにされた。第三の波では、それまでの知見をもとに、介入によってレジリエンスを作り出すことが試みられた。

　そして現在起きつつある第四の波では、先に概観したエピジェネティクスや神経生物学的な過程、脳の発達などの新たに注目されている領域の知見を含む複数のレベルでの分析を通じたレジリエンスの統合的理解と、それに基づく実践が試みられている。すなわち第一に、遺伝環境相互作用仮説に基づいて世代間伝達をモデル化し、母子への予防的介入による環境要因の変化がどのような調節効果をもつかを検証することが挙げられる。第二に、世代間伝達の機序として、胎児プログラミング仮説のような乳幼児期の母子についての調査と、子どもの側の思春期までの縦断調査の2段階のデザインで行われた研究がある。この結果、子どもが乳幼児期に母親にPTSD症状があると、子どもが不安定型、あるいは無秩序型のアタッチメントタイプとなる比率が高かった。これらの不安定型のアタッチメントタイプであった子ども

は、思春期までにPTSDの診断を受ける頻度が高くなり、また無秩序型の子どもの場合、重症度が高いことが示された。第三に、制御不全に陥っているストレス反応系や免疫系、実行機能、情動制御などの適応システムを正常化するために、アタッチメントに基づく介入、里親ケアなどにより再プログラミングする試みがある。第四に、介入研究において有効性を検証するための指標となるバイオマーカーの発見や、遺伝子発現・神経機能の評価がある。このように、個人の生物学的・神経学的システムから社会やエコシステムまで、多様なレベルのレジリエンス研究の統合が進められている。

　精神疾患発症の標準的理論であったストレス-脆弱性モデルをもとにしながら新たに提唱されている差次感受性仮説は、このようなレジリエンス研究の第四の波の成果であり、第一の波の世代から子ども虐待の世代間伝達の研究に取り組んできたベルスキーら（Belsky & Hartman, 2014）の業績でもある。従来のストレス-脆弱性モデルでは、個人の脆弱性（Diathesis）と環境のストレッサーの2つのリスクが重なるところで、精神疾患の発症という否定的な転帰が生じやすくなると考えられる。女性のうつ病の世代間伝達の研究も、この心理社会的リスクと脆弱性の伝達というDual Riskモデルに基づいている。図3-2（第3章）に示すように、差次感受性モデルでは、環境に対する神経生物学的感受性の高い個体がおり、リスクを増強する環境にも発達を促進する環境にもそれぞれ高い感受性を示すと捉えられる。

　この感受性の指標として、セロトニントランスポーター遺伝子多型（5-HTTLPR）やドーパミンレセプター遺伝子多型（DRD4）などの神経生物学的な中間表現型が取り上げられ、検証されている。これらは従来、うつ病や素行上の問題（5-HTTLPR）、不注意・多動などのADHD症状（DRD4）の脆弱性遺伝子として位置づけられてきたが、差次感受性仮説では可塑性（Plasticity）の指標として定義される。進化論的な解釈では、将来の環境は不確実である以上、過去の環境における発達の経験から形成された機能が将来の環境ではミスマッチとなるリスクがある。そのため自然選択の過程で可塑性をもった個体が一定割合生じることは、種の保存にとってはリスクヘッジの意味合いがあるということになる。

　前述した遺伝子多型についてメタ解析を行うと、5-HTTLPRにおいて短

いアレル（対立遺伝子）の多型をもつ子どもでは、早期の養育環境が否定的であれば否定的な発達転帰（不適切養育と反社会行動）を生じやすく、肯定的な環境では好ましい成長（母親の応答性とモラルの内在化、支持的な養育と肯定的な感情）を遂げるなど、差次感受性モデルとよく適合していた（van IJzendoorn et al., 2012）。同じく DRD4 で 7 回反復多型がある子どもに関しても、以下の環境要因の予測因子と発達転帰の組み合わせにおいて差次感受性モデルと適合するエビデンスが積み重ねられている。すなわち母親の肯定的態度と向社会行動、家庭的でないケア環境と社会性の発達、環境ストレスの存在と社会的サポートの不足、思春期の性的覚醒の加速現象に伴う否定的な情動の関連、小児期の逆境とアルコール依存、新生児期のリスク状況（出生週数、体重、入院期間）と母親の応答性などである（Bakermans-Kranenburg & van IJzendoorn, 2011）。

　従来の脆弱性遺伝子を可塑性の指標として捉え、多領域におけるエビデンスを統合して検証すると、それらは領域特異的でなく広範囲の発達領域に関連していることが示唆される。このため多様なモダリティ（様式）とターゲットをもつ予防的介入が、可塑性をもつ人の肯定的な機能を促進する可能性がある。たとえば、外在化行動を示すタドラー期の子どもに対して、親へのビデオフィードバックによる指導によって応答性のあるペアレンティングを提供するアタッチメントに基づく介入を行い、症状レベルやコルチゾール関連のストレス反応性の低下などを指標として介入効果をみた研究がある（Bakerman-Kranenburg et al., 2008）。一方で、就学前の子どもに Phonemic Awareness（音韻の聞き取り）を促進するコンピュータ指導プログラムを提供し、発達早期の読み書き能力を高める試みがある（Kegel et al., 2011）。これらは方法もターゲットとなる発達領域もまったく異なる 2 つの介入研究であるが、可塑性に関する情報を含めて有効性を検討したところ、その双方において他に抜きん出て利益を得たのは、前述した通り ADHD の脆弱遺伝子でもある DRD4 で 7 回反復多型がある子どものグループであった。

　母子精神保健で取り組まれている精神疾患や育児困難の世代間伝達を予防するための介入プログラムでは、一般的なリスク要因を減らし、保護要因を増やすことを目指している。このような特定の可塑性に関する知見の集積に

よって、プログラムの利用者と提供者が、「どのような人が、何のプログラムによって、いかなる利益が得られるか」についての情報を得られれば、利用者にとっては、より個別的なテイラーメイドの支援を選択できることになる。また支援提供者にとっては、可塑性の観点から、ライフコースを通じて発達の各時期に個別に必要となる資源を予測し、連続性のある支援システムを用意することが可能になると思われる。

第 7 章

周産期メンタルヘルスと社会的支援
──今、地域保健師に期待される役割

はじめに──周産期精神保健は健康問題である

　乳幼児精神保健の実践は周産期に始まる。精神保健には精神障害のみなら
ず幅広い心理社会的な問題が含まれ、生物－心理－社会（Bio-Psycho-Social）
モデルの枠組みが適用される領域である。世界保健機関（WHO）の初代委
員長であり、精神科医でもあったチゾルムによる"No health without mental
health"という宣言（1954年）は、半世紀を経て、現在の医療保健システムを
見直す重要な視点としてアクションプランのなかに取り入れられ、これをタ
イトルとする特集号が2007年の*Lancet*において組まれた。

　周産期は、妊娠・出産という生物学的な出来事と、引き続く子育てのスタ
ートという心理社会的プロセスを合わせて、妊娠期から出産後1年間と定義
されている。精神保健の実践においてこの用語を用いることにより、母親と
乳児を中心とする世代間にわたる家族の情緒的ウェルビーイングと、多様な
心身の健康問題に対する心理社会的文脈での予防的視点を強調することにな
る。

97

過去20年間の国際的なコホート研究や、脳科学研究および周産期精神医学の取り組みによって、周産期の心理社会的問題は、子どもの認知・情動・行動の発達過程に胎児期から否定的な影響を与えるという数多くのエビデンスが示されてきた。これらの問題について、地域社会での気づきや認識が高まり、医療・保健・福祉の多領域における早期発見と介入がなされれば、家族機能、とくに親－乳児の関係性への重要な影響を通じて、次世代の心身の健康に好ましい転帰を生む可能性がある。これを受けて2014年には、周産期精神保健の実践家たちが"No health without perinatal mental health"という論文を *Lancet* に掲載するに至った（Howard et al., 2014b）。

　周産期は、すべての親が医療保健従事者に頻回に接触し健康教育を受ける機会をもつ、またとない介入の好機である。家族にとっても、新たに親になるためにみずから変化し、世代間の家族機能不全を改善するという動機づけが高まる時期でもある。この意味で、地域の医療保健および社会福祉サービス提供の窓口となり、調整にあたる保健師の役割は大きい。本章では、母子保健システムのなかにメンタルヘルスの領域を埋め込むことが求められている近年の動向と、それに伴い変化する保健師の実践活動を検討する。

スクリーニングから予防的介入へ

　周産期に生じる母親の心身の状態やそれを取り巻く心理社会的文脈の大きな変化は、さまざまなリスク状況につながる。その一方で、リスクが適切なタイミングで気づかれニーズが把握されれば、母子保健制度に支えられたケアやサービス、あるいは地域や親族間の自然発生的な支援ネットワークなどの社会的なリソースを得られるという点では、周産期はレジリエンスの高い時期でもある。

　このため、地域の母子保健にかかわる臨床スタッフが導入できる包括的なスクリーニング、すなわちユニバーサル・スクリーニングの方法が検討されてきた。スクリーニングには、その後に介入や支援の受け皿が用意されていることが前提となる。周産期メンタルヘルスの問題についてはスクリーニン

グ方法の標準化と妥当性の検証が国内外で先行してきたが、現在はスクリーニングのみならず、その後の介入を含めて地域で継続的に実施できる仕組みが検討されている。

(1) ユニバーサル・スクリーニングとは

ユニバーサル・スクリーニングとは、周産期の女性の精神保健に影響する心理的・社会的・文化的リスクファクターを評価するものである。頻度の高い精神保健の問題である不安障害やうつ病のスクリーニングを含むが、それのみに限定されない多次元的な評価を行う。スクリーニングは統合されたケアプログラムの一環として実施される。

近年の周産期メンタルヘルスケアの主なガイドラインを表7-1に示す。英国の2つのガイドライン（National Institute for Health and Care Excellence: NICEおよびScottish Intercollegiate Guidelines Network: SIGN）のいずれにおいてもスクリーニング手続きの強調はなくなり、ケアへの経路を整備することを重視した記述となっている。SIGNのガイドラインでは、スクリーニングを行うことのリスクとベネフィットおよびコストとベネフィットについて、National Screening Committeeのシステマティックレビューによる報告に基づき、Whooleyの2項目質問法（Whooley et al., 1997; Whooley, 2016）ならびにエジンバラ産後うつ病質問票（Edinburgh Pastnatal Depression Scale: EPDS）によるスクリーニングを行うことの臨床的意義は見出されないと結論している（Network, 2012）。一方NICEガイドラインでは、抑うつならびに不安症状に対しWhooley質問法およびGAD（Generalized Anxietry Disorder）2などの簡便な質問法を推奨するとともに、このスクリーニングで陽性であった場合、引き続いてPHQ（Patient Health Questionnaire）9、EPDS、GAD7などを含む質問紙で抑うつ症状や不安症状をアセスメントすることを提案している。

NICEガイドライン策定メンバーであるハワードらは、精神疾患の既往歴や現在の精神症状をアセスメントし治療やケアにつなぐことを重視すると同時に、現状の課題として、スティグマの存在がケアへの障壁となることを挙げている（Howard et al., 2014a）。またハワードらは、妊娠初期のスクリーニ

表7-1　周産期メンタルヘルスケアの主なガイドラインと介入モデル

ガイドラインと作成の方法論	アプローチの概要	主なアプローチ・モデルの要素	推奨される心理社会的アセスメント
British Antenatal & Postnatal Mental Health CPGs (2015に更新) システマティックレビュー、ランク付けされた推奨、多職種向けの勧告 (2017に追補) [1]	・地域保健スタッフの協働ネットワーク ・一次、二次、三次までのステップドケアモデル	・ネットワークの要因は共通しているが、紹介・連携のプロトコールはさまざまである ・一式のプロトコールを設定したプライマリケアでの対応から専門家やセカンドオピニオンまでのケアの経路がある ・ケアのプロトコールや研修プログラムを共有した多職種ミーティング	・Whooley質問法：①過去1ヵ月の抑うつや望みのなさ、②精神疾患の既往歴、アンヘドニアの基本症状、③精神疾患の既往歴・家族歴 ・追加してEPDSを用いる場合 ・幅広い心理社会的リスクについての質問はない ・母子の絆や家族への焦点づけはない
Scottish Management of Perinatal Mood Disorders (2012) [2] システマティックレビュー、推奨および実践のポイント、多職種向けの勧告	・専門的ケアの基準、連携、専門家のマネージメントの経路、専門家の技能、サービスへの公平なアクセスの確立に向けた臨床家のネットワーク	・選択肢の検討と多職種協働ミーティング ・プライマリケアのトレーニング ・スタッフ教育により支えられるモデル	・妊娠中、出産後にルーチンに抑うつ症状について問う ・情緒的な問題について聞く手がかりとしてEPDSおよびWhooley質問法を用いる ・出産後の主な精神疾患のリスクをスクリーニングする ・母子の絆や家族への焦点づけはない
Australian Clinical Practice Guidelines (CPGs) for Perinatal Depression (2011) [3] システマティックレビュー、推奨および優れた実践のポイント、多職種向けの勧告	・ニーズに応じた統合的な産前ケア（軽症から重症な精神疾患まで） ・重症の複雑な精神疾患に二次対応の心理社会的サポート ・研修とスーパーバイズ、二次および三次の医療の選択肢 ・家族中心アプローチ	・一次対応におけるマネージメントのための明確な基準 ・第一次の地域保健において大部分のケアが心理社会的サービスを基本として提供される ・重症の精神疾患のある女性向けのケアプラン ・多職種ケース会議 ・スタッフの研修とスーパーバイズに支えられたモデル	・心理社会的アセスメントをルーチンで行う。幅広い精神障害のリスク因子を含む ・構造化された質問および質問法で抑うつ、不安症状の評価を行う（妊娠期と産後6～12週） ・精神疾患と子育て困難（不適応）の双方の問題を見出す ・母子相互作用や子育て、家族への影響に注目する
US Preventive Services Task Force (2009。2016に更新) [4] システマティックレビュー、ランク付けされた推奨	・確定診断、効果的な治療、適切なフォローアップシステムのもとでのうつ病のスクリーニングの有効性 ・限られた地域のメンタルヘルスケアの資源による家庭医療との協働/統合的ケアモデル ・家族中心的アプローチ	・保健制度によって周産期のうつ病のスクリーニングと引き続く治療がカバーされる ・地域診療クリニックにおける家庭医療モデルとして身体疾患と精神疾患の両方の治療を統合的に提供する ・ケアチームによるスクリーニング・アセスメント（スタッフ教育） ・段階づけられた治療・介入・連携システム	・標準化されたうつ病スクリーニングを行う。PHQ9とEPDSの不安の3項目またはEPDSが推奨される ・心理社会的リスクを社会経済的指標や成育歴、ACE（小児期逆境体験）の項目も含めて評価

1) Howard et al. 2014　2) Network. 2012　3) Austin et al. 2017　4) O'connor et al. 2016

ングに関して最新の検討を行っている。その結果、EPDSのほうが大うつ病に関し若干よい判別力がみられたことから、EPDSも助産師によるスクリーニングの選択肢となることを示している（Howard et al., 2018）。

　米国のUS Preventive Services Task Force（USPSTF）は、妊産婦も対象にうつ病のスクリーニングを行うことはある程度有益（moderate net benefit）であるとして推奨している（O'connor et al., 2016; Siu et al., 2016）。

　一方、同時期のLancetには、ルーチンとして行われるスクリーニングが有害な結果をもたらすのではないかという論説も掲載されている（Harris, 2016）。各国でみられるスクリーニングの是非を問う議論や検討の多くは、スクリーニング評価尺度の心理測定法（Psychometrics）としての妥当性を問うよりも、その後の対応やケアの体制および転帰を懸念したものである。

　すなわち、第一に、各種のスクリーニング法の妥当性についてはエビデンスがあるものの、スクリーニングによって産後うつ病のリスクが減ずるかについては、質の高いエビデンスが不足していることがある。

　第二に、スクリーニングの陽性的中率がそれほど高くないことがある。たとえばEPDSが国際的にもっとも広く用いられているが、わが国で行われた妥当性の検討を見ても、産後1ヵ月目における小うつ病および大うつ病の陽性的中率は、8／9の区分点で75％（Yamashita et al., 2000）であった。うつ病の診断基準（小うつ病その他のうつ病を含めるか否か）と方法（用いられた診断面接）は報告により異なるが、最近の妊娠中期における大うつ病のみのスクリーニングに関する研究でも、陽性的中率は12／13の区分点で59.5％にとどまる（Usuda et al., 2017）。世界各国の妥当性研究でも陽性的中率などの諸指標の変動は大きく（Kozinszky & Dudas, 2015）、支援の資源が乏しい経済的低開発国におけるスクリーニングの意義が議論されている（Shrestha et al., 2016）。このためEPDSが単なる診断ツールとして多様な支援の現場で誤用された場合は、過剰診断の可能性が考えられる。かなりの割合でみられる偽陽性の妊産婦への対応を含めて考えると、ルーチンとして行うスクリーニングの時間的および経済的コストが懸念される。NICEガイドラインにおいてスクリーニングとしてWhooleyの2項目質問法が推奨されていることは、このような医療経済的な視点を強く反映していると考えられる。

第三に、予想される有害な転帰として、スクリーニングで陽性とされたケースが自動的に精神科や児童福祉機関へ紹介されると、周産期うつ病の診断がスティグマとして作用し、スクリーニングが母子分離につながるなどの誤解や抵抗を生じる可能性が指摘される。前述の米国におけるうつ病のスクリーニングに関するタスクフォースの調査にはスクリーニングの有害性に関する設問も含まれているが、有害性を述べた報告はみられなかった。しかしながら、メンタルヘルスのリテラシーを欠いた環境で時間・コスト短縮といった医療経済的側面のみが強調された場合の有害事象を危惧し、EPDSの開発者であるコックスは、来談者中心アプローチ（Person Centered Approach）や傾聴による訪問支援（Listening Visit）を強調している。

　このような議論を踏まえ、包括的なケアへのアクセスに向けたスクリーニングとして提案されているのがユニバーサル・スクリーニングといえるであろう。

(2) ユニバーサル・スクリーニングの必要性

　前述の*Lancet*の論説も、スクリーニングツールをルーチンとして用いることを批判する一方で、周産期のうつ病性障害は出産直後だけでなく長期間にわたって罹患する女性も多く、子どもの発達にも長期的な影響を及ぼすことは看過できない問題であると認めている。また経済先進国の多くでは、心理社会的問題（うつ病などの精神疾患による自殺、物質乱用、対人間暴力など）が周産期死亡の主な原因となっている事実がある。周産期にはうつ病性障害以外の精神疾患の発症、再発、増悪のリスクも高まり、入院を要した重症例の自殺リスクも他の時期より高い。この意味で、母子双方の安全という点からも、一次および二次予防としてのスクリーニングやモニタリングのニーズは大きい。

　また分断化する米国社会では、ケアへのアクセスが困難で資源も極端に乏しい難民・移民などのサブグループが存在し、そうした妊産婦に重みづけをしたケアの提供が提唱されている。そのうえで、周産期は妊娠・出産をめぐって女性と家族の健康を最大化するまたとない機会であることを踏まえ、「妊産婦の身体的および心理的健康のウェルビーイングを含む感度の高い査

定を行うこと」が提唱されている。

　このような立場を反映しているのが、オーストラリアのCenter of Perinatal Excellence（COPE）によるガイドラインである。精神症状についてうつ病のみの強調はなく、不安を含めた幅広い精神症状や精神疾患の既往をスクリーニングし、同時に心理社会的リスクや母子の関係性の困難、母子それぞれの安全評価を行うことを提唱している。このガイドラインでも英国や米国と同じく、エビデンスのシステマティックレビューに基づいて、エビデンスレベル、コンセンサスレベルおよびプラクティスポイントに分けられているが、ケアの目的と対象、提供するケアの内容の設定が変わることで、スクリーニングの有益性のランクづけも異なる結果になっている（Austin et al., 2017）。表7-1に示したように、母子の関係性を含む幅広いウェルビーイングを目的とする場合、軽症の精神症状から重度の精神疾患、心理社会的リスク、母子相互作用などに及ぶ包括的なアセスメントが望ましいモデルとなる。このためガイドラインでは、EPDSも、不安から抑うつまで頻度の高い精神症状に気づくための有用なツールとして位置づけられ、妊娠中2回、産後2回の計4回のスクリーニングのタイミングを設定し、10〜12点の閾値下の母親と13点以上の母親それぞれで対応を分けて示すなど、きめ細かに使用法を示している。心理社会的リスク因子についても、パートナーや実母、友人関係など重要な他者との関係性を中心に、ライフイベント、不安傾向や潔癖性、被虐待歴を2件法から6件法で評定し、合計点からリスク因子の累積の程度を算出する（Austin et al., 2013）。これらの段階づけられた包括的なアセスメントは、心理社会的サポートの提供から、低強度〜高強度の心理的介入、薬物療法や入院などの危機介入まで、実施できるケアの選択肢がある環境下で初めて意味をもつ。

　地域の母子保健や医療機関などスクリーニングの実施主体にとって、費用対効果は継続性の面からも重要である。英国では母親の転帰についての調査に基づいてガイドラインの改訂がなされたが、本来は母親と乳児双方の視点から費用対効果のエビデンスを参照する必要がある。英国では、周産期精神保健の研究グループが試算を行っている。コホート研究による長期的な予後調査のエビデンスをもとに、うつ病に罹患した母親の子どもが思春期に至る

までの身体的・心理的発達のリスクと、それらへの対応にかかるコストまで
を含めて試算すると、十分な効果が得られるという（Bauer et al., 2015）。

⑶ ユニバーサル・スクリーニングの課題

ユニバーサル・スクリーニングには、その後のケアシステムも含めて誰が
どのように運用するかという課題がある。スクリーニングに統合されたケア
プログラムのための資源や紹介経路は、国・地域ごとに異なる。

吉田ら（2005）は、地域の実情に合わせて育児支援事業を運用する際の必
要最小限のスクリーニングを、簡便で標準化された3つの質問紙を用いて行
うためのマニュアルを作成した。マニュアルを用いた研修を実施した後の全
国各地での運用状況を調査したところ、質問紙を用いるタイミングやその後
の対応はさまざまであることがわかった。このため、実際の地域保健活動に
おいて統合された運用を継続するためには、継続的な研修やスーパービジョ
ンの必要性が考えられた（上別府ら, 2013）。

母子のウェルビーイングにかかわる幅広い問題に対してケアが提供される
には、最初に接触する保健師・助産師と母子・家族との協働的な意思決定の
プロセスが必要となる。また、スクリーニングとケアを提供する保健師・助
産師にとって、業務負担の大きさが障壁となる場合がある。加えて、メンタ
ルヘルスの問題や支援を受けることに対する当事者や地域におけるスティグ
マ、恥や怖れの感情も障壁となりうる。ユニバーサル・スクリーニングが継
続可能なものとなるためには、窓口となる保健師・助産師が、メンタルヘル
スケアの視点を共有する同僚のサポートを得ながら、多職種によるカンファ
レンスに実践的にも情緒的にも支えられることで、母子と家族の視点に立っ
た内省的で共感的なかかわりの力を維持していく必要がある（Marks, 2017）。

周産期メンタルヘルスケアにおける母子と家族の視点

母子のウェルビーイングに関連する重要な概念の1つに、米国を中心に展
開されてきた小児期逆境体験（ACE）研究がある（Felitti et al., 1998）。ACE

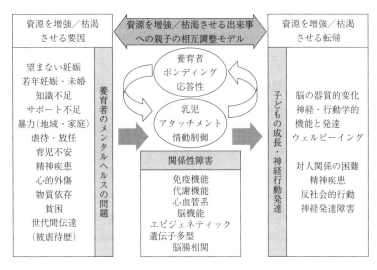

図7-1　周産期の親子の相互調整過程（破綻と修復）の緩衝・変換機能（Tronick, 2017を改変）

の10項目は、虐待（心理的、身体的、性的）とネグレクト（心理的、身体的）の5項目と、家族機能不全（母親への暴力、親との離別、家庭内の精神疾患、物質使用、逮捕歴）の5項目からなる。ACE縦断研究は、これらが子どもの人権と福祉の問題にとどまらず、生涯を通じて精神疾患を含む非感染性疾患（Non Communicable Disease: NCD）のリスクを高める健康問題でもあることを明らかにした（Murphy et al., 2014）。

英国では近年、児童保護の実践において、Toxic ThreeまたはToxic Trioというスキーマがしばしば用いられている。虐待死など重大な結果につながった事例の多くは、養育者の家庭内暴力、物質使用障害、精神保健問題の3つが重なるところで生じていることが検証から明らかとなっている。これらの問題はすべてACEの項目に含まれる。これら心理社会的リスクは世代を超えて集積しやすく、リスクは虐待のみにとどまらない。母子相互作用の縦断研究では、ACEが生じる養育環境においては、母子相互作用はストレス対処や心身の発達に必要な内的資源（脳の活性化による心理的資源や養育のための資源）が枯渇する方向に偏倚し、子どもの発達経路に長期的な毒性効果（Toxic Effect）を与え続けるというモデルが示されている（図7-1）。

第7章　周産期メンタルヘルスと社会的支援　**105**

このようにACEを親子二世代にわたる発達経路と健康問題の枠組みで捉えると、親と子への継続的な心理社会的支援が、子どもの発達の各時期において、さまざまな経路から肯定的な影響を与えうると考えられる。米国のナースファミリーパートナーシッププログラムの実践と子どもの発達転帰への影響のスキーマにも示されているように、数多くの介入ターゲットのなかでも中心となるのは、心理社会的なハイリスク状況にある親がいかにして子どもに対して応答的なペアレンティングを行えるようになるかということである（Olds, 2012）。親の健康関連行動や早期教育、就労などのライフコースを改善することも、応答的なペアレンティングにつながる。そのことが子どもへの虐待やネグレクトの予防となり、虐待が生じた場合でも、その長期的なダメージ―― Toxic Effectを減ずることになる。若年出産や貧困、配偶者間暴力などのハイリスク状況にある親と家庭を対象とする場合、引き続く妊娠までの期間が長くなること、その間に親自身が適切な教育を受け、職業スキルを身につけることが目標となる。このようなライフコースを通じた継続的な介入は、地域の母子保健活動が各時点で医療、教育、福祉サービスと協働することで可能になる。そしてライフコースにおける継続的な介入の出発点として要となるのが、周産期メンタルヘルスケアの提供である。

地域の母子保健活動が担う周産期メンタルヘルスケア

ユニバーサル・スクリーニングによって気づかれる母子のメンタルヘルスケアのニーズに沿って、地域の母子保健活動で取り組まれている支援の内容と課題を検討する。

⑴ 不安・抑うつ症状への対応
不安障害やうつ病は一般人口で頻度の高い精神障害（Common Mental Disorders）であり、重要な非感染性疾患の１つに位置づけられる。そのスクリーニング法の１つであるEPDSは、開発の当初は産後うつ病に対して、やがて妊娠期を含む周産期のうつ病に対して用いられるようになり、近年では

不安障害に対するスクリーニング法としても広く用いられている。自己記入式であり、当初は、地域の精神保健の専門家と、妊産婦に家庭訪問を行う保健師が協働して用いるものとして開発された。この研究でスクリーニング後のメンタルケアとして提供された介入は、保健師が非指示的カウンセリングをビデオ、ケース検討やロールプレイにより学び、家庭訪問の際に実践するという方法であった。この方法はエジンバラカウンセリング介入研究として、スコットランドのエジンバラ地区、リビングストン地区の17名の保健師による8週に及ぶ毎週の家庭訪問の際に実施された。気持ちを自由に打ち明けることで否定的な感情が軽減し、十分に軽減しなかった場合でも医療機関に援助を求める行動が明らかに増加していた。この方法は、現在の国内でのメンタルヘルスケアの実践でも広く用いられている。

同時期にケンブリッジでは、前述の非指示的カウンセリング、乳児の問題に焦点を当てた認知行動療法、母子相互作用に焦点を当てた力動的精神療法による比較介入研究が実施された。結果は、介入方法にかかわらず、うつ病の回復と母子関係において著明な改善がみられた。これらの介入方法の共通要素として考えられるのが、社会的サポートの提供である（Brugha et al., 2011）。なかでもサポートが得られると認識すること自体が、妊産婦の肯定的な心理状態につながると考えられる（Dennis & Dowswell, 2013）。

⑵ 自殺予防、虐待予防

母子のメンタルヘルスにおけるもっとも重篤な転帰は、妊産婦の自殺、心中および子ども虐待とネグレクトである。妊産婦死亡例の3分の2近くが自殺によることは、日本を含め先進諸国に共通している（竹田, 2017）。

東京都の63例の検証では、妊娠初期（2ヵ月）および産後4ヵ月時が自殺のピークとなっていた。これらの事例を検証すると、心理社会的リスク、精神疾患およびそれらが重なり合う状況で生じていることが明らかになる。

妊娠初期においては、望まないあるいは予期しない妊娠や、妊娠葛藤の状況における生活の行きづまりから、精神疾患の発症や治療中断などが生じると考えられる。また産後4ヵ月時には、授乳や乳児の泣きなど育児疲労のピークに、サポートの不足・欠如の状況が重なる。このような妊娠・出産に伴

う社会生活における役割の変化や喪失、葛藤、サポートの欠如といった対人関係の問題によって、若年妊娠など心理社会的リスクのある女性ほど深刻な影響を被りやすい。継続的な社会的サポートを得るために障壁となる対人関係問題の解決に焦点を当てた対人関係療法の簡便なセッションを妊娠期から実施することが、うつ病発症の予防につながるというエビデンスも示されている（Zlotnick et al., 2016）。

　子ども虐待についても、とくに虐待死という深刻な転帰につながった事例の半数近くが周産期であることから、事例に共通する要因が検討され、望まない妊娠、未受診、若年など保護者の社会経済的リスク要因の重要性が強調されている。いずれも妊娠初期でも保護者の属性から把握できるものであり、予防的介入の糸口となりうる。ハイリスクアプローチとして、前述のナースファミリーパートナーシッププログラムや、対人関係療法を用いた予防プログラムなど、地域でのアウトリーチを行いつつ、肯定的な関係性の維持や家族の絆の強化を目指す継続的な介入プログラムが広がっている。

(3) 心理社会的リスクへの介入

　周産期医療では、妊娠・出産に際して母子に合併症などによる重大な予後不良が予想される場合、ハイリスク妊産婦として管理するシステムが整備されている。合併症のなかでとくに心理社会的な問題をもつ女性への対応が重視されるようになったのは、前述の自殺予防や虐待予防に向けた事例検証の結果を踏まえてのことである。

　ハイリスク妊産婦や特定妊婦といった用語・定義や、メンタルヘルスのユニバーサル・スクリーニングは、気づかれにくく忘れられやすい母子のニーズを可視化することにつながる。介入の対象によってハイリスク状況を構成する要因が変わり、介入のタイミング、アクセスの経路、ターゲットや支援方法も異なるが、応答的なペアレンティングと子どもの安全な育ちというゴールは共通する。ACE研究でも明らかになったように、心理社会的リスクは重複しやすい。たとえばうつ病と貧困、ニコチン依存、糖尿病が併存するなど、多因子が集積し、相互作用し合うモデルが当てはまる事例も多く、これは非感染性疾患のSyndemics（特定の人口に2つ以上の疾患が集中して発症

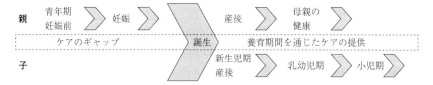

図7-2 養育的ケアの連続性と妊娠前ケア（Preconception Care）の重要性

すること）と呼ばれる（Mendenhall et al., 2017）。それぞれの問題への気づきが別々の窓口でなされ、異なる領域で介入がなされている状況に橋渡しを行い、多職種が協働する支援チームを形成することで相乗効果が期待できる。

母子保健領域の活動には、母子それぞれの健診など健康問題への気づきという入り口から、保健指導などを通じて関連する医療や福祉の領域へつなげる出口まで、関与するポイントは数多くある。それぞれにメンタルヘルスケアの視点をもってかかわり、橋渡しすることで、ばらばらにあった母親と子どもの健康問題が、統合された母子と家族のニーズとしてみえるようになる。これは子育て世代包括支援センターがまさに目指すところであるが、その実践的な担い手としての保健師の母子保健活動における意義は大きい。家族のライフコースを視野に入れた予防の視点からは、今後さらに妊娠前（Preconception）の段階への予防的介入が導入されていくと考えられる。思春期・ヤングアダルトなど将来親となる世代が、妊娠・出産を前にした段階から心身の健康問題とリスク要因に気づき、健康関連行動とメンタルヘルスに介入することで、二世代にわたるメンタルヘルス問題を真の意味で予防することが達成される（図7-2）。

おわりに──周産期からの統合されたケアに向けて

主として周産期メンタルヘルスケアの立場から、乳幼児精神保健につながる予防的介入の現状について述べた。国内でも妊娠・出産包括支援モデル事業として、産前・産後を通じた支援の施策が次々に提示されており、ユニバーサル・スクリーニングという視点と方法のもつ意義はますます大きくなっ

ている。

妊娠から出産、子育てと進む周産期は、短期間で心理社会的状況や心身の
バランスが大きく変化する。それに伴い、リスク状況と介入経路、支援内容
もダイナミックに推移する。本人・家族のリスクや脆弱要因が前面に出る時
期から、出産後にそれまで潜在していた家族のレジリエンスが発揮される状
況への転換もみられる。あるいは、レジリエンスを示していた本人が、出産
後に予期せぬサポートの欠如などのリスク状況に直面する場合もあり、さま
ざまである。

このため母親の心身の状況や制度上の節目となる各時期において、包括的
なスクリーニングを行う母子保健活動の果たす役割は大きい。切れ目のない
縦断的なケアとアクセス経路の整備がその求められる役割である。母子と家
族のライフコースに地域でかかわる保健師によって、医療・保健・福祉・教
育など関係諸機関の調整が行われ、同時に周産期メンタルヘルスのリテラシ
ーとスキルが継続して提供される仕組みの構築が望まれる。

第 8 章

子ども虐待における
養育者 - 子どもの関係性とその障害
――アタッチメント形成と精神発達への長期的影響の視点から

はじめに

　子ども虐待は、第一に子どもの権利を侵害する社会福祉領域の問題として、第二に子どもの心身の健康な成育に有害な影響を与える小児医療保健領域の問題として捉えられてきた。子ども虐待の実態をみると、氷山モデルとして示されるように、明らかな虐待行為に基づく通告や対応には至らないさまざまな程度の不適切な養育や、縦断的な追跡がなされない限り有害な影響が明らかにならない関係性の問題が存在する。これら子ども虐待の周辺領域の事例に対しては、「虐待リスク群」「育児困難」「子育て失調」などの呼び方がなされる。死亡などの重大事例の検証から、多くのケースにおいて、養育行動の障害が持続しエスカレートするなかで、深刻な虐待行為やその結果としての重篤なダメージが生じるプロセスが報告されている。

　子ども虐待をこのような周辺群も含めたディメンジョナルな視点から理解することは、発生予防（一次、二次および世代間伝達）としての意義をもつ。本章では養育行動の障害のエスカレートにつながる親子関係について、子ど

表8-1　親子関係の諸側面（Sameroff & Emde, 1989）

親の機能領域	子どもの機能領域
情緒的応答性	情動制御
世話／価値づけ／共感	安心／信頼／自己評価
反応性	活気／関心
保護	覚醒度／自己防衛／安全
なぐさめ／子どもの苦痛への反応	いたわりを求めること
教示	学習／好奇心／マスタリー
遊び	遊び／想像力
しつけ／限界設定	自己コントロール／協力
道具的なケア／構造／ルーチン	自己制御／予測可能性

もの発達への影響と関連づけながら検討する。

親子関係の問題の評価

　親子の関係には、情緒交流の質から養育の実践的なスキルまでさまざまな側面がある。子どもの親への依存度が高い乳幼児期を中心に、親子関係の諸側面を表8-1にまとめた。養育者 – 子どもの関係性の中心要素は、生理的ニーズやかかわりを求める子どもの社会的なキューに対する養育者の行動の随伴性・応答性である。子どもの脅威に対する覚醒水準の上昇、苦痛のサインの表出に対して、養育者は保護や慰めを与える行動で応ずる。

　エインズワースらは、主として否定的な感情を二者の近接を伴う情緒交流を通じて制御する際の、乳幼児が発するサインへの養育者の気づきと応答の側面を「母親の感受性（Maternal Sensitivity）」として概念化した。また、養育者から安心と保護を得ようとする乳幼児の側のキューの発信と接近を「安全基地行動（Secure Base Behavior）」として概念化している（Ainsworth et al., 1978）。

　ザメロフら（Sameroff & Emde, 1989）による関係性の概念には、これらの情緒的交流の要素に加え、子どもの学びのための教示、遊びを通した肯定的

な感情や社会的経験の共有、しつけのための限界設定、生活の構造化やルーチンの維持が含まれている。否定的な感情の制御にかかわるアタッチメントに加え、肯定的な感情の共有と社会的コミュニケーション、および自己制御の獲得と自立などの発達領域にかかわる親子の相互作用を包括した概念が「情緒的応答性」である（Biringen, 2000）。子どもへの虐待が生じる養育環境では、これら関係性の諸側面のいずれかに機能不全が生じ、持続している可能性がある。

　乳幼児期の精神障害の診断基準に、多軸診断で構成されたDC：0-3（Zero to Three, 2005）がある。その軸の１つとして関係性障害がある。表5-3（第５章）に示した関係性障害の質に基づく下位分類のなかに、虐待傾向が含まれている。情緒的応答性尺度は、大人の感受性、構造化、侵入的でないこと、怒りや敵意をもたないこと、子どもの反応性、かかわりの６次元の評価を包括して０〜100のスコアを10段階で評価する。０〜10のもっとも障害の重い関係性のレベルでは、「関係性は非常に外傷的な性質をもっており、過去に外傷を受け、無秩序なかかわりがみられ、感情は一般に苦痛に満ち、相互作用における行動や感情は混乱した性質のものである」と記述される。「やりとりは奇矯で、危険で安全を脅かすようなものである」とされ、虐待のリスクが示唆されている。またParent-Infant Relationship Global Assessment Scale（PIRGAS）（Aoki et al., 2002）も同じく親子の関係性を10段階で評価するが、その最重度は虐待が報告されるような混乱した関係性として記述されている。

　親子関係のなかでもとくに虐待につながりやすい育児態度やしつけの側面について評価する尺度として、Child Abuse Potential Inventory（CAPI）とConflict Tactics Scale（CTS）がある（Mathews et al., 2017）。CAPIは親の情緒的問題や子育ての問題への対応の硬直性、不幸感、自我機能の強さ、孤独感など、虐待につながりやすい親の精神状態や育児態度を評価する。CTSは親用と子ども用があり、子育てやしつけ場面での身体的・言語的な攻撃性など虐待に関連する行動についての質問項目からなっている（Straus et al., 1998）。

アタッチメントに基づく関係性障害の診断・評価

　関係性とその障害の中核となる領域であるアタッチメントに関連して、体系的な診断・評価と記述の方法をボリスとジーナーらが提唱している（Boris & Zeanah, 1999）。ジーナーらは関係性の適応レベルに基づく連続性のなかに、多様なアタッチメントの問題と障害を位置づけた。

　連続性や一貫性のある養育環境では、生後6〜9ヵ月にかけて選択的な情緒的絆が成立する。この選択的な絆、アタッチメント対象の存在を前提として、対象との分離など一時的ストレス状況における否定的な情動を制御する方略が機能している適応レベルは、レベル1（安定型、Bタイプ）またはレベル2（不安定型、AおよびCタイプ）とされた。これらは、母子の臨床において洞察的な心理療法のなかで情緒・行動の問題を取り扱うことができる水準と考えられる。Aタイプは回避型、養育者では愛着軽視型と称され、人に依存しない探索行動や分離に苦痛を示さないこと、再会時の積極的な回避や無視といった行動で特徴づけられる。Cタイプはアンビヴァレント・抵抗型とされ、分離中に強い苦痛を示し、新しい世界の探索行動が乏しい。再会時には、用心深い態度と、否定的な感情がなかなか落ち着かない両価的な感情・行動を示す。アタッチメント対象から分離独立して認知的・手続き的な方略を用いるAタイプと、接近し注意と共感を獲得してコントロールするという情動的・直感的方略を用いるCタイプの両極のあいだに、2つの方略をバランスよく統合するBタイプがあるというディメンジョナルな力動的成熟モデルが、ライフステージにおける動的な変化をよく説明する。

　レベル3（無秩序・無方向型、Dタイプ）以降は、選択的な情緒的絆が確立しないか、あったとしても多くの場面で情動制御の機能不全状態に陥るという適応レベルである。レベル3ではトラウマを生じるような危機状況での威嚇・逃走、あるいは混乱した無方向な行動や解離による凍りつきが生じる。レベル4は「安全基地の歪み」と表現され、以下の関係性の障害、著しい安全基地行動の歪みがみられる。すなわち、「抑制された愛着」として不安、警戒、しがみつき、過服従、「自己を危険に曝す歪み」として無鉄砲さ、事

故の起こしやすさ、攻撃的な行動、「役割逆転／混乱」として養育者に対する世話、命令的・懲罰的態度、である。レベル5は選択的な愛着が形成されていない場合で、対人関係全般に機能不全が生じ、反応性アタッチメント障害（RAD）や脱抑制型対人交流障害（DSED）などの医学的診断が適用される病態水準である。そこではウィニコットが「治療よりも環境の失敗に対するマネジメント」とした次元での介入が必要と考えられる。

　子ども虐待が慢性的に持続している養育環境では、レベル3～5の適応レベルのアタッチメントの問題、RADの発症リスクが高まる。RADの有病率は、一般人口では非常に稀であり、さまざまな期間で施設に処遇されていた子どもでも4.1％にとどまった一方、最重度のネグレクト環境にある子どもで10～20％、施設入所中の子どもでは40％がRADと診断されたとの報告もある。脱抑制型のアタッチメント障害であるDSEDは、一般人口では2％である一方、重度のネグレクトのため里親や施設処遇となった子どもでは17～18％にみられた（Zeanah et al., 2016）。

　レベル3～4の無秩序型アタッチメントおよび「安全基地の歪み」はさまざまな機能不全につながるが、障害としての定義や妥当性の検証はなされていない。RADやDSEDのように複数の状況や関係性の文脈を通じて機能不全のパターンがみられるわけではなく、多くは特定のアタッチメント対象に対してのみ限定的にみられる。表8-2に示すように、無秩序型のアタッチメント行動は、母親の側の非定型の養育行動と対応し、その多くが養育機能不全を示唆するものである（Jacobvitz & Lyons-Ruth, 1999）。ただし、不適切養育を受けた子どもで無秩序型のアタッチメントの頻度は高くなるものの、その他にも幅広い要因が関与しており、虐待を受けたことの直接の証拠とはならない。

子どもの発達への影響

　虐待が生じるような親子関係が持続した場合、子どもの発達に否定的な影響が及ぶ。子ども虐待には多様な側面があり、発達への影響のあり方も異な

表8-2 無秩序・無方向型のアタッチメントにおける親子の様相

子どもの無秩序・無方向型のアタッチメント行動[3]	母親の障害された情動コミュニケーション
正反対の行動パターンを連続して示す：強いアタッチメント行動を示した後で、回避したり、固まったり、ぼーっとする、など	誤った情動コミュニケーション：矛盾する社会的キュー、応答の欠如や不適説な応答
正反対の行動を同時に示す：強い拒絶を示しながら同時にかかわりを求めて苦痛や怒りを示す、など	無秩序さ：乳児によって混乱させられたり脅かされる、突然状況と関係なく感情を喪失する[4]
動作や表情の方向づけがない：誤った方向に向かったり、中断してしまう。苦痛をあてどなく表出しながら、母親に近づくよりも遠ざかってしまう、など	否定的で侵入的な行動：からかいやいじめなど否定的な言動、手首をつかんで引くなど身体的な侵入性
常同行動、非対称な動き：タイミングのずれた行動やいびつな姿勢。理由もなく、あるいは親がいるときだけよろよろする、など	役割の混乱：役割の逆転、性化行動（親密なトーンでひそかに話しかけるなど）[4]
凍りつき：静かでゆっくりした、水中にいるかのような動きや表情	ひきこもり：物理的に距離をとる（腕をまっすぐ伸ばして抱くなど）、言語的距離感（分離の後でもあいさつしないなど）[4]
親に対する不安の直接的な表現：背中を丸め、おびえた表情をする、など	闘争／逃走的な行動：臆病でへりくだった態度[5]
無秩序で無方向な状態の直接的な表現：あてどなくさ迷い歩く、混乱し呆然とした表情、さまざまな感情が急速に入れ替わる、など	解離・トランス状態：性的行動[5]

3) Main & Solomon, 1990 4) Jacobvitz & Lyons-Ruth, 1999 5) Main & Hesse, 1990

る。たとえば身体的および心理的虐待とそれによって受ける心的外傷（トラウマ）、あるいはネグレクトによる剥奪的環境は、それぞれ異なる経路で子どもの発達に影響を与える（Nemeroff, 2016）。

　大規模施設への収容による母性的ケア剥奪の発達への影響については、ルーマニア孤児への国際里親支援プログラムの縦断的研究の知見がある。英国のラターらのグループは、里親ケアプログラムと並行して、最早期の剥奪的環境の影響について、思春期（ヤングアダルト）までの縦断調査を行った。その結果、剥奪的環境が選択的なアタッチメントの形成が始まる生後6ヵ月を超えて続くとき、その後の認知、行動、対人関係の領域の発達に否定的な影響がみられた。これは情緒発達におけるアタッチメント形成の重要性を裏

づけている。

　加えて、神経発達障害の視点から、情緒的絆以外の領域への影響も明らかになっている。すなわち、剥奪的環境におかれた子どもに特異的な心理発達のパターンとしてDeprivation Specific Psychological Patterns（DSPs）が提唱された。その4つの特徴として①自閉症様行動、②脱抑制的対人交流、③認知機能障害、④不注意・多動がある。それぞれの縦断経過として、思春期までに認知発達の遅れは著明にキャッチアップし、自閉症様行動、および脱抑制的対人交流の問題も徐々に軽減した。一方で、不注意・多動などのADHD症状は成人期に向けてむしろ増加していくという転帰を示した。その他の研究でも、発達早期に重度の剥奪を経験した人では思春期、成人期にかけてADHDの頻度は明らかに増加しており、エピジェネティックな要因によるADHD症状の新たな発達経路として注目されている（Sonuga-Barke et al., 2017）。

　身体的虐待や心理的虐待では、暴力や暴言への曝露による心的外傷が子どもや養育者に生じ、長期的な影響を与える。貧困と対人間暴力など深刻なストレス下におかれた母子のペアでは、Ｄタイプの頻度が高い。Ｄタイプの子どもには表8-2に示すように混乱や苦痛がみられ、機能不全を生じやすい。養育者についても、解決されない心的外傷などの精神保健の問題があり、子どもを脅威と感じているかのように飛びのいたり威嚇するような表情や態度を垣間見せる(Frightened-Frightening)非定型の養育行動がしばしばみられた。

　米国でのNICHD（National Institute of Child Health and Human Development）研究など成人期までの縦断研究からは、図1-1（第1章）に示したように、非定型の養育行動と、子どもの支配的・世話役的アタッチメント行動（8歳）、親子間での世話役的役割の混乱（20歳）など親子間の関係性の障害とのあいだに関連がみられた（Lyons-Ruth, 2015）。

　DSM-5に向けて提案されていた診断概念の1つに、発達性トラウマ障害（DTD）がある（van der Kolk, 2005）。これは基準Ａ「幼少期の対人暴力や虐待・放任の経験」に加え、基準Ｂ「情動と生理学的制御の障害」、基準Ｃ「注意と行動の制御障害」、基準Ｄ「自己感（概念）と関係性の制御不全」で構成される。各診断基準をみるとその多くが、RADやＤタイプのアタッチ

メントパターンでみられる行動や痛み、生理的調節障害などの心身の問題と共通する。発達早期のストレス関連疾患としてのRADの位置づけは、診断学的見地だけでなく臨床実践においても意義がある。

アタッチメント関係は安心と慰めによる否定的な感情の制御にかかわるが、そこでの相互交流、すなわち探索と接近は目標修正的行動として発展し、発達的課題の達成や問題解決の基盤となる。この意味でアタッチメント関係は、情動制御の発達のみならず学齢期以降の社会学習の窓でもある。アタッチメントにおけるトラウマは、情動制御の障害に関連するさまざまな精神障害のみならず、社会学習の過程にも影響を及ぼすことが数多く報告されている。たとえば発達早期の親子関係において共同注意の発達は重要なマイルストーンであるが、同時期の親子のアタッチメント形成がこれに寄与し、その後の社会認知の発達や社会学習の過程にも影響を与えることが示されている。

親の側の精神病理

子ども虐待にみられる養育機能不全には、親の側の精神病理が関与している。

周産期うつ病では、母親の情動制御回路の反応性に低下がみられ、情緒的応答性への否定的影響が生じやすい。脳科学的研究から、母親の抑うつ症状と赤ちゃんの泣きや苦痛といった刺激への応答性の関連が示されている。一方、PTSDでは、情動制御回路の反応性の亢進がみられ、これはとくに解離を伴う場合に顕著になる。このような変化が共同注意遊びでの応答性の低下につながることが示されている。他方、物質依存のある母親では、報酬系回路の反応性の変化が生じ、これにトラウマや逆境体験の影響が重なって、依存にかかわる神経回路にエピジェネティックな変化が生じていた。

実際に生じた虐待行為の重症度と、親のもっている関係性の病理、アタッチメントの病態水準は必ずしも一致しない。しかしながら、親のアタッチメント表象のタイプと実際の子どもに対する養育行動との関連性は高い。生じ

うる養育機能不全の予測につながる親の子育てについての表象を養育行動の情報処理パターンの歪みの観点からクラスター化すると、6つのグループに分けられる。これらを親のもつ子どもの表象に対する病理性や緊急性からレベル分けすると、以下のようになる（Crittenden, 2017）。

　第一のレベルは、通常の子どもを守る行動に歪みがみられる。このレベルでは精神障害は稀である。クラスター1の親では、複数のアタッチメント表象（自分自身の被養育体験、親としての子どもとの関係性、パートナーとの関係性）が競合しており、子どものニーズを過少に見積もることから子育て困難が生じている。不注意・放任（優先順位・一貫性の乏しさ）が代表的な問題である。クラスター2の親では、過去の経験（親の被養育体験の表象）から子どもの危機の可能性（赤ちゃんの表象）を強調し、過保護、あるいは逆に懲罰的（虐待的）な育児態度となっている。

　第二のレベルでは、親の自己防衛パターンの歪みがみられる。このレベルでは、うつ病やパーソナリティ障害の合併がしばしばみられる。クラスター3の親では、親自身の自己防衛のニーズにより子どもについての認識が覆い隠され、子どもに自分自身が期待するものを見てしまうという歪みが生じている。クラスター4の親では、子どものシグナルや保護のニーズの認識に失敗することによって、持続的で深刻な養育機能不全が生じる。うつ病・トラウマ症状の結果としての身体的・心理的なネグレクトがこれにあたる。

　第三のレベルでは、子育ての表象において、安全と危機に関する適切な情報と妄想的な情報の置き換えによる歪みがみられる。このレベルは精神病水準であり、介入の緊急性が高い。クラスター5の親は、自分自身と子どもを脅かす意図や力があると妄想的に誤解しており、クラスター6の親は、子どもがみずからの生存を脅かすものと無意識に信じている。心中による死亡事例など重大な結果につながった例では、このレベルの病理をもつ親が多くみられる。

　子ども虐待の問題への臨床的介入や一次・二次予防において、親の子育てに関連する精神病理の評価と介入は重要であり、精神医学が寄与するところの大きい領域と考えられる。

おわりに——不適切養育の世代間伝達へのアプローチ

　子ども虐待でみられる親子関係は、アタッチメントの側面や心理社会的リスク要因を含め、世代間伝達の可能性が指摘されている。しかしながら、虐待を行った親を対象とした被養育体験についての回顧的（後ろ向き）研究で70％の世代間伝達が報告される一方で、虐待を受けた子どもの前向き研究では世代間伝達は30％にとどまるというギャップも存在する。現在のアタッチメント関連領域の実践家や研究者は、発達過程における子どものアタッチメント状態の多様性について、エインズワースが提唱した母親の養育行動にみられる感受性（Maternal Sensitivity）では一部しか説明されない、またアタッチメントパターンの世代間伝達は低い水準にとどまるという、一見すると当惑させられる事実に取り組んでいる。

　従来、乳幼児期の相互作用パターンが精神機能への内在化を経て成人期の精神保健問題につながるという、直線的・カテゴリー的な連続性のモデルが示されてきた。近年では、子ども虐待など小児期逆境体験がある場合には、個人の生物学的・心理学的要因と成育環境との相互作用により、ライフコースを通じてダイナミックに変化するというモデルのほうが適合することが示されている。これまでのアタッチメント研究の多くは、ストレス−脆弱性のDual-Riskモデルに基づいていたが、肯定的な環境における増強効果までを含む差次感受性仮説に基づく概念モデルが提唱されていることは本書で何度も触れてきた通りである（Belsky & Pluess, 2009）。

　子ども虐待の世代間伝達の生じる場として捉えられてきた親子関係であるが、親子相互作用への介入により、双方の脳機能の改善がみられるエビデンスも蓄積されている。親と子の脳の可塑性に注目し、それらをTwo Open Windowsとしてターゲットにした、発達支援における二世代の枠組みをもったアプローチが期待されている（Kim & Watamura, 2015）。

第3部

精神科臨床の共通要素としての
アタッチメント

第9章

母子関係と子どもの不安、その治療

人間の絆と不安の関係

　私たちは成長発達の過程で、人と人とのつながりを体験し、そこから学び、たしかな絆を築いていく。社会的な絆の形成は、私たちが生存するうえでの強みとなるとともに、絆を求めるという生得的な傾向はときとして心理社会的な脆弱性の起源ともなる。

　フェジンら（Feygin et al., 2006）は進化論的心理学の観点から、恋愛行動や母性行動と、不安の一類型である強迫症状との類似点を指摘している。恋愛関係が始まるとき、人は恋愛対象に関するイメージや思考の反芻に、ときには睡眠や食事もおろそかになるほど多くの時間を費やしており、そのありさまは強迫観念や強迫行動と非常に似通っているという（実際に、強迫性障害の患者と恋愛中の人を比較すると、セロトニントランスポーターの活性や脳機能イメージングで観察される賦活部位などの神経生物学的状態が類似しているという研究もある）。続いて彼らは、子どもの発達早期にみられる家族の思考や行動に注目する。そして、かつてウィニコットが「出産後の母親は乳児とと

123

もに狂気にも近い状態に一時的に陥り、そこから回復する」として「母親の原初的没頭（Primary Maternal Preoccupation）」と呼んだ状態を、実証的な方法で観察した。初めての妊娠・出産を体験する両親を妊娠中から産後を通じて観察し、赤ちゃんについて浮かぶ不安な考えやそのとき取った行動を調べたのである。結果として、それらは妊娠後期から出産後3ヵ月間にピークを迎えていた。この時期、両親いずれも、自分たちの赤ちゃんの完全さというポジティブなイメージ・観念、赤ちゃんに何か悪いことが起きるのではないかというネガティブなイメージ・観念の両者が常に頭に浮かび、何度も赤ちゃんを見てはチェックするというとらわれの状態がみられ、その程度は母親のほうがかなり高かった。

　こうした研究はその後、脳科学の世紀にふさわしい形に翻案された（Swain et al., 2007）。すなわち、親が乳児とかかわり合い世話をする際の脳の働きが、養育行動に影響を与える神経ペプチドの動態の計測や、脳機能イメージングのデータ解析などの方法で検討された。その結果、母性行動や養育行動は、神経化学的にプログラミングされているという仮説が提唱された。哺乳類における長期間の母子分離などのストレス状況は母性行動を抑制するが、この変化はオキシトシン受容体の調節を通して生じる。

　オキシトシンは、人間においても社会的な絆（信頼感）の形成と記憶にかかわる神経伝達物質・ホルモンと考えられている。授乳によってオキシトシンは急激に放出されるが、それに伴って母親の不安やストレス反応が低減し、より調律された母性行動が引き出される。一方、ドーパミンは神経伝達物質として、動機づけや報酬系の神経回路にかかわるが、同時に社会的絆を形成するオキシトシンシステムとも関連している。コカインなどの薬物依存や気分障害の親の一部にみられる養育行動の障害は、ドーパミン、オキシトシンがかかわる神経回路の機能異常によると考えられる。

　養育行動にかかわる神経回路については、さまざまな神経解剖学的研究がなされている。そのなかでは、親と乳児の相互作用における脳機能について直接計測することも試みられている。親に対して赤ちゃんの泣き声や顔を刺激として呈示したときに賦活される部位についての脳機能イメージングによる研究もその1つである。自身の赤ちゃんの写真と他人の赤ちゃんの写真を

交互に呈示したときに、自身の赤ちゃんの場合に機能がより賦活された部位は、いずれもドーパミンやオキシトシンがかかわる神経回路であった。それらは報酬系や心の理論、顔の情報処理や記憶などの脳機能に関連していた。親は無防備で言葉のコミュニケーションができない乳児に向き合い、乳児の聴覚的・視覚的キューへの感受性が高められる。親の脳は、養育行動への動機づけが生まれ、乳児へのかかわりから喜びなどの情動的報酬を得て強化されるようにあらかじめ結線されているのである。

　先に述べた周産期における乳児の健康や安全に対する親の不安は、乳児のキューへの感受性やかかわりへの動機づけの高まりと表裏一体であり、脅威からの保護・警戒という母性・養育行動の目的からみても理にかなったものである。子どもについての親の不安の起源は、このような進化論的心理学の視点から理解することができる。

親と子の不安を媒介するのは何か

　脅威にさらされると誰もが不安を体験する。子どもが育っていく過程で体験する世界は広がり、出会う脅威のタイプや状況も変化する。子どもの世界の認識の仕方や脅威に対処する力が変わるのに伴って、不安も形を変えていく。分離不安はもっとも早期からみられる不安の形であり、養育者との関係性の文脈で生じる。そして幼児期には恐怖症的態度や強迫的な儀式行為がしばしばみられる。社交不安症状は小児期以降の集団生活でみられ、思春期にはパニック障害や強迫性障害の発症の頻度が高くなる。そのなかで分離不安はどの時期のどの類型の不安障害にも通底してみられる基本要素である。

　このように子どもの不安を生むもっとも基本的な心理状況とは、養育者との分離状況である。子どもの成長とともに親との分離状況はしばしば生じるようになる。そのとき子どもが体験する不安や苦痛を、再会した親子がいかに修復し解決するかが、情緒発達の過程で重要な意味をもつ。分離状況という脅威に対処する一連の行動をアタッチメント行動と呼ぶ。アタッチメント行動は、心身ともに未熟な状態で生まれ、養育者の保護のもとで育つ人間に

第9章　母子関係と子どもの不安、その治療　**125**

とって、生存のために不可欠な役割をもっている。新奇場面で子どもが潜在的な脅威と出会ったとき、養育者が近くにいないと不安が生じ、泣き声や表情、身振りによって知らせようとする。分離状況で子どもが発信する情緒的キューに対して、養育者が気づき、子どもの安全を確認すれば笑顔や声かけで保証や励ましを与え、また危険を察知すれば保護やケアを提供するなどの応答を繰り返す。養育者の適切な状況判断に基づく応答によって、子どもの不安な感情は制御される。

このような子どもと養育者の相互作用やそこで示される感情や行動は、ある程度パターン化され、内的表象となる。すなわち発達に伴い養育者が介在する体験過程が内在化されるため、子どもは一定時間の分離状況におかれても認知的対処ができ、情動の自己制御が可能になる。親子のあいだで繰り返される分離と再会を通じて、子どもの側には親に対する一定の行動パターンが形成される。この行動がアタッチメント行動であり、形成されたパターンをアタッチメントパターンと呼ぶ。

現在、アタッチメントパターンを3つないし4つのタイプに分ける分類法が用いられている。子どもではストレンジ・シチュエーション法という養育者と子どもの分離・再会場面での行動を系統的に評価する方法が主に用いられている。また子どものアタッチメント行動に対応して、親（大人）の側にも、親密な関係性における認知や行動の内在化されたパターンがある。これもアタッチメントパターンと呼ばれ、その分類は子どもの分類法と対応している。表1-1（第1章）に示したように、母親と子どものかかわり合いについての追跡研究の結果からは、ほとんどの場合、親と子のアタッチメントパターンは一致する（Goodman & Scott, 2010）。

安定したアタッチメントパターン（Bタイプ）を示す子どもは、アタッチメント対象を探索行動のための安全基地として利用できる。アタッチメント対象からの分離というストレス状況に際して一時的に不安や苦痛、後追いを示しても、その後に情動の制御を回復して待つことができ、アタッチメント対象との再会に際しては養育者を積極的に迎え、慰めを求めた後、遊びや探索を続けることができる。一方、回避型のアタッチメントパターン（Aタイプ）を示す子どもでは、アタッチメント対象への社会的参照など近接を求め

る行動はみられず、分離に苦痛を示さず、再会しても無関心である。アンビヴァレント・抵抗型のアタッチメントパターン（Cタイプ）を示す子どもでは、探索行動は最小限に抑制され、分離に際しては強い苦痛を示す。再会に際しても落ち着きにくく、しがみつきと怒りの混合した両価的な態度を示す。このようなアタッチメントパターンをもつ子どもは、日常生活でも分離不安が強くなることが推測できる。

　アタッチメントパターンと子どもの不安の関連については、数多くの報告がある。それらをメタ解析により総合してみると、Cタイプのアタッチメントパターンが子どもの不安ともっとも関連が強かった。発達時期としては、思春期において関連が強く示された。また文化的要因として、欧州諸国からの報告でとくに強い関連が示された。このような結果をみると、幼児期の不安定なアタッチメントパターンは親子で共有されやすく、それは思春期の子どもの不安症状にまでつながっていることがわかる。ライフスパンの視点からは、不安はアタッチメントパターンとともに世代間を伝達するといえよう。ここでいう不安とは、適応のための戦略として不可欠なものであり、"不安定な"スタイルはその頻度の高さをみても、個人の素因や環境の違いの多様性に対応している。したがってこれらはいずれも、必ずしも病理的な意味をもつものではない。

症例呈示

　複数の事例を合成したうえで、主旨を変えない範囲で細部を改変し、以下に呈示する。

⑴　現病歴

　Ａちゃんは受診時７歳、小学校１年生の女児で、不眠と嘔吐が主訴であった。３人兄妹の２番目の長女で、５歳のときに引っ越しと同時期に母親の妊娠を経験した。乳幼児期のＡちゃんの発達は順調であったが、内向的で工作や絵を好み、運動全般は苦手だった。転園した保育園では集団での行事が多

く、母親は尻込みするAちゃんを叱ることが増えた。6歳の頃、弟の誕生後4ヵ月経ってから、「怖い夢を見るから寝たくない」と言って、母親にしがみついてしゃべり続け、寝させないようになった。夜は人が変わったように振る舞い、天井を指さして「男の人が見ている」と言った後で覚えていないことが何度かあった。寝つきの悪さは小学校入学後むしろ強くなり、寝不足でふらついて登校して机で寝てしまうこともあった。もともと食は細かったが無理に食べると吐くことも増え、体重も増えなくなったため小児科受診し、身体面の精査の後、児童精神科専門外来紹介となった。

母親は遠方から嫁いできて、土地柄の違いに周囲と心が通じない疎外感をもっていたうえに、1年近く続くAちゃんの状態に疲弊し、涙もろさもみられた。父親は夜勤の多い仕事で母親の負担を心配してはいたが、実家に帰りたいと訴える母親とのあいだで口論も増えていた。小学校に入学後は、Aちゃんが行き渋ったときに母親はかっとなって叩くことがあった。

以上より、転居と弟の誕生を契機に発症した分離不安障害と診断し、二次的に生じている母親の持続的な不安・抑うつも介入の対象と判断した。

(2) 治療経過

受診後、臨床心理士が子どもを遊戯療法に導入し、並行して児童精神科医が両親との面接を行った。母親はAちゃんが常に関心を引こうとしてさまざまな行動をとると理解し、親がいつもAちゃんのことを思っていることを実感してほしいと述べた。母親の仕事の休みが続いたときは不安の訴えは減ったが、日常生活ではとにかく夜は寝てほしいと母親は望んでいた。弟は喘息で、母親がその世話をするとAちゃんの訴えも強くなった。スクリーニングでは母親自身にも高い不安症状が認められた。Aちゃんに対しては嘔吐などの身体症状を緩和するためにスルピリドなどの向精神薬の少量投与を行った。

家族面接では、分離不安の説明をして両親が理解を共有するとともに、母親の育児・家事の負荷が過剰でいつも焦りがあることを振り返った。母親自身の心身の休養(レスパイト)を話題にすると、人に頼みごとをしたり相談することが苦手であると振り返った。そのなかで、自分の余裕のない声や表

情がＡちゃんを不安にさせ、Ａちゃんが自分を引きつけようとしてさまざまな行動をとっていることに気づいた。また、以前両親が喧嘩したとき、Ａちゃんの目の前で母親である自分が家を飛び出した出来事にも思い至った。Ａちゃんに余裕をもって接するためにも、弟の世話などについて夫や周囲にサポートを依頼することを話し合い、子育て支援センターの利用など環境調整を行った。母親自身もＡちゃんの帰宅時に余裕をもてるよう、一日の段取りを組んで対応した。その結果、Ａちゃんには一時的に不登校や、日中の赤ちゃん返りしたようなごっこ遊びがみられた。一方で、不眠は改善した。Ａちゃんは当初、遊戯療法の場では抑制的である一方、治療者を過剰にコントロールするような態度を示し、クラスでうまくなじめていないことも言動から窺えた。不登校時の対応などを担任と連携をとりながら行ったところ、学校で何人か話し相手ができた。遊戯療法でもごっこ遊びをＡちゃんから要求することが増え、そのバラエティも増えて自由な遊び方になった。

　子どもの不安は不眠・悪夢の訴えに端的に表れる。遊戯療法時のようなプレイフルな感覚で親が子どもとやりとりをし、悪夢の結末をハッピーエンドに変えることも、親子で不安とその解決を共有することにつながった。親子への介入の経過は、親と子それぞれがみずからの不安を支配できる感覚（Mastery）を獲得するプロセスでもあった。このような経過をみると、子どものそして親の不安は、家族の関係性を修復するきっかけとなったといえよう。

親子の絆と心的外傷

　愛着というかけがえのない体験をもたらす親子関係が、同時に子どもの情動制御困難へとつながる外傷的ストレスを生むことがある。外傷的ストレスは、災害や暴力など身体の安全を脅かし、戦慄や無力感を伴うような体験から生じる。家族という社会的環境で生じる暴力や虐待などの関係性のトラウマは、自然災害によるトラウマよりも大きな影響を及ぼす。

　先ほどは触れなかった子どものアタッチメント行動のパターンにＤタイプ

がある。このタイプの子どもでは、養育者のいる前で、無秩序で無方向な行動を示す。安心を求める接近行動が回避行動へとスイッチを切り替えるように変わる様子は、その親子が解決のない不安のなかに取り残されたまま、外傷体験の記憶のなかで凍りついているようである。このアタッチメントパターンは、外傷体験をもつ親に養育された子どもで多く認められる。Dタイプの子どもは、ストレス対処メカニズムの成熟が遅れ、生理的な自己調節が困難になっている。外傷的ストレスに対して過覚醒状態や驚愕、恐怖や凍りつき反応、解離状態などを生じやすく、PTSDの発症リスクが高い（Schore, 2002）。

　みずからが暴力や虐待などの外傷体験をもつ親の多くに、子どもを脅かすような予測不能な養育行動がみられる。キューに応答せず、乳児からのコミュニケーションや乳児の目標を無視してかかわる。乳児に矛盾する二重のメッセージを出すことがみられる。このような行動の背景に、養育場面で子どもが発信する泣きなどのキューが引き金となって母親に過去の暴力体験がフラッシュバックとしてよみがえり、認知の歪みを生じている場合がある。そのとき親は、子どもの分離不安のサインを、怒りや自分を支配しようとするものと読み違えており、よみがえった苦痛な感情から、いきなり情緒的なかかわりをシャットダウンして、泣いている子どもをおいて部屋を出ていってしまったりする。

　子どもの無方向な行動パターンは、このような母親の予測できない行動に適応した結果と考えられる。シェクターら（Schechter et al., 2006）はこのような親子に対して、ビデオフィードバックを用いた治療的介入を試みている。治療者と母親が、ビデオのなかの子どもが示している分離不安のキューに共同して注目し（ジョイントアテンション）、その意味を共有するセッションを通じて、母親の認知の歪みや否定的な解釈の傾向が減少した。トラウマをもたない親であっても、子どもの示す分離不安や試し行動に揺さぶられたとき、「発達障害」や「PTSD」などの意味づけに何らかの解決を求める場合もある。このようなとき、治療者は親とともに子どもについて語りながら、親が子ども自身の感情や思考に目を向け、さらに想像力を働かせることができるように促していくことが必要であろう。

そして、親がゴム紐のように伸び縮みする「安心感の輪」の一端として、子どもがみずからの不安に解決を見出す道のりのガイド役となれるように、親が子どもに向けた不安なまなざしに視線を重ねながら支援していくことが、親子の臨床の基本的な要素であると考える。

第**10**章

思春期のアタッチメント
―エビデンスから臨床へ

思春期のアタッチメントの多面性

　思春期は、進化論的には生物学的な生殖サイクルの圧力により、親から同世代集団へとアタッチメント対象が移る移行期である。これに伴い、アタッチメント（Attachment）と自立（Autonomy）という2つの関係性にかかわる情動・認知・行動システム間の葛藤の調整が、子どもと家族にとって重要な発達課題となる（McElhaney et al., 2009）。

　アタッチメントは、ボウルビィの「ゆりかごから墓場まで」という言葉に示されるライフステージを通じた連続性が注目されてきたが、移行期の生物学的・社会学的な変化や重大な逆境体験によって、大きな揺らぎが生じる。とくにタドラー期にアンビヴァレント・抵抗型（Cタイプ）のアタッチメントパターンがみられると、不安定性が一時的に高まる。この「いやいや期」は、分離個体化のプロセスとして理論化されている。ブロスは思春期の子どもと家族もまたこの時期と相似する危機状況を通過するとして、「第二の個体化」と名づけた（Blos, 1985）。これは思春期の心の臨床において重要な定

133

式化となっている（生田, 2006）。

思春期のアタッチメントには、乳幼児期にはない多面的な要素が含まれる。乳幼児は生存を養育者に絶対的に依存しており、分離や脅威からの保護・安心をめぐるアタッチメント体験は、感情・認知・行動・生理学的反応のシンクロニーによる切実なユニゾンを奏でる。思春期では、子どもの側の認知・行動的能力の飛躍的な増大により各要素は非同期的となり、複雑な旋律となる。新しい環境の探索と習熟のニーズが高まり、さらには自立にかかわる生産的な論争が生じる。形式的・操作的思考が可能になることで、多様な対象とのアタッチメント体験の統合が進む。それに伴い、養育者との関係性には肯定的な脱・理想化（De-idealization）、情緒的自由（Emotional Freedom）や知的な距離感（Epistemic Space）が生じる。

同世代との親密な交流は、他者とともにいることの安心感の体験として、アタッチメント（安全基地）の機能をもつようになる。同世代のなかでのアタッチメント体験の特徴は、安心感を求める安全基地行動であると同時に、他者にケアを提供する（Caregiving）養育的な行動を伴う水平方向の互恵性である。日常的な心理的脅威に対しては、それを打ち明け共有する同世代の友人関係が安心の場となる一方で、深刻な脅威の状況では親が情緒的なサポート源となるなど、アタッチメント関係のシステムとヒエラルキーも徐々に変化する。変化への適応の過程には、感情・認知・行動の次元で、相手とのあいだで視点や認識を同調させるコミュニケーションのスキルがかかわっている。また、生殖サイクルにおける性的覚醒による生理学的状態の変化もストレスへの反応性に影響を与え、攻撃的な行動や抑うつ傾向などが生じやすくなる。

このように、探索と安全基地行動の場は家庭の内から外へ移動し、新たな関係性の体験の統合を伴いながら、10年余の長い時間をかけて子どもの心理社会的発達のさまざまな領域で変化が生じる。

母性的ケアの剥奪（Maternal Deprivation）の新たな視点

　アタッチメントの臨床は、いずれも精神分析家であったボウルビィとウィニコットが、子どもと養育者という二者の関係性の理論に基づく実践として発展させた。これは当時、病気や戦争などの脅威に直面して、入院や疎開というかたちで養育者との分離を余儀なくされた子どもたちの情緒・行動の問題の治療や支援にあたった経験に拠るところが大きい。

　ボウルビィらは、分離と喪失の体験が子どもの情緒発達に与える影響を、従来の精神分析的な発達理論と対比させながら実証的に検証していった。ボウルビィらの取り組み以来、約50年を経て同じ英国で実施されたのが、本書で何度か触れてきた、ルーマニアの政治的孤児に対する国際的な里親ケアの提供、そしてそれと並行して行われた国際的縦断研究プロジェクトである。米国、ＥＵ、英国などでトレーニングを受けた里親による治療プログラムが開始・継続された。米国ではその転帰の検証をジーナーらが行い、治療的介入としての里親ケアをモノグラフにまとめた（Zeanah & Gleason, 2015）。

　一方、英国のラターらのグループは、里親ケアプログラムと並行して、最早期の母性的ケアの剥奪的環境の影響について、思春期（ヤングアダルト）までの縦断調査を行った。その結果、剥奪的環境が、選択的なアタッチメントの形成が始まる生後６ヵ月を超えて続くとき、その後の認知・行動・対人関係の領域の発達に否定的影響がみられた。このことは、ボウルビィらが唱えてきた情緒発達におけるアタッチメント形成の重要性を支持していた。加えて、神経発達障害の視点から、情緒的絆以外の領域への影響も明らかになった。すなわち、剥奪的環境におかれた子どもに特異的な心理発達のパターンとしてDeprivation Specific Psychological Patterns（DSPs）が提唱された。その４つの特徴として①自閉症様行動、②脱抑制的対人交流、③認知機能障害、④不注意・多動がある。それぞれの縦断経過として、思春期までに認知発達の遅れは著明にキャッチアップし、自閉症様行動、および脱抑制的な対人関係の問題も徐々に軽減する。一方で、不注意・多動などのADHD症状は成人期に向けてむしろ増加していくことは第8章で述べた通りである。

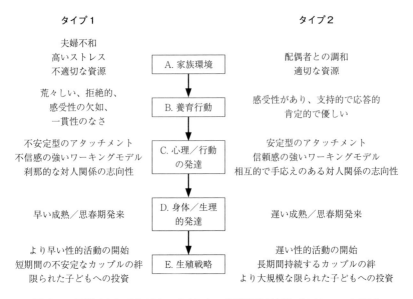

図10-1 早期ストレスとアタッチメント・生殖戦略モデル（Belsky et al., 1991）

　その他の研究でも、発達早期に重度の剥奪を経験した人では思春期、成人期にかけてADHDの頻度は明らかに増加している。これはエピジェネティックな要因（環境要因によって動的に変化する遺伝子発現の制御メカニズム）によるADHD症状の新たな発達経路として注目されている（Sonuga-Barke et al., 2017）。

小児期逆境体験とアタッチメントの病態水準

　アタッチメント理論の成り立ちには2つの流れがある（図10-1）。1つは、継続した母性的ケアが提供される典型的な家庭環境の母子関係において選択的な情緒的絆が形成され、そのあり方が、安全と心地よさに向けて対人関係と情動を制御する心の機能として内在化されるという、生涯発達とレジリエンスの視点である（タイプ2）。もう1つは、深刻な剥奪的環境での育ちがもたらす心の発達への否定的影響という観点から、アタッチメントの重

篤な歪みや障害をリスク因子として捉える見方である（タイプ1）。こちら
は児童福祉や精神医療の領域で主に用いられる。臨床実践にアタッチメント
の概念を導入する際には、これら両極の心理社会的状況を背景とする知見を
統合する必要がある（Belsky et al., 1991）。

　第8章でも触れたが、ジーナーらは、関係性の適応レベルに基づく連続性
のなかに、多様なアタッチメントの問題と障害を位置づけた。より良好な適
応レベルとして、レベル1（安定型、Bタイプ）およびレベル2（不安定型、
AおよびCタイプ）がある。これらは、連続性のある養育環境のなかで選択
的な情緒的絆が成立しており、分離などの一時的ストレス状況において否定
的な情動を制御する方略が機能している場合である。このレベルの情緒・行
動の問題は、母子臨床のなかで洞察的な心理療法において取り扱うことがで
きると考えられる。Aタイプは回避型、養育者では愛着軽視型と称され、人
に依存しない探索行動や分離に苦痛を示さないこと、再会時の積極的な回避
や無視といった行動で示される。Cタイプはアンビヴァレント・抵抗型とさ
れ、分離中に強い苦痛を示し、新しい世界の探索行動が乏しい。再会時に
は、用心深い態度と、否定的な感情がなかなか落ち着かない両価的な感情・
行動を示す。アタッチメント対象から分離独立して認知的・手続き的な方略
を用いるAタイプと、接近し注意と共感を獲得してコントロールする情動
的・直感的方略を用いるCタイプの両極のあいだに、2つの方略をバランス
よく統合するBタイプがあるというディメンジョナルな力動的成熟モデル
が、思春期という移行期の動的な変化をもよく説明する。

　レベル3（無秩序・無方向型、Dタイプ）以降は、選択的な情緒的絆が確立
しないか、あったとしても多くの場面で情動制御の機能不全状態に陥るとい
う適応レベルである。レベル3ではトラウマを生じるような危機状況での威
嚇・逃走、あるいは混乱した無方向な行動や解離による凍りつきが生じる。
レベル4は「安全基地の歪み」と表現され、以下の関係性の障害、著しい安
全基地行動の歪みがみられる。すなわち、「抑制された愛着」として不安、
警戒、しがみつき、過服従、「自己を危険に曝す歪み」として無鉄砲さ、事
故の起こしやすさ、攻撃的な行動、「役割逆転／混乱」として養育者に対す
る世話、命令的・懲罰的態度である。レベル5は選択的な愛着が形成されて

いない場合で、対人関係全般に機能不全が生じ、反応性アタッチメント障害や脱抑制型対人交流障害などの医学的診断が適用される病態水準である。そこではウィニコットが「治療よりも環境の失敗に対するマネジメント」とした次元での介入が必要と考えられる。

リスクの世代間伝達と思春期

　小児期逆境体験がある場合、アタッチメントや生殖サイクルにも影響がみられる。たとえば、図10-1にも示したように、思春期の第二次性徴の到来が早くなる傾向がみられる。同時に、心理的な自立から社会的な自立への過程や、新しい親密な人間関係を安心感の経験とともに理解し統合するという思春期のアタッチメントのプロセスを、非常に早く通過することになる。ウィニコットが引用した、シェークスピアの「16から23までは眠らせておけ」という警句に反して、子どもたちはまさに思春期を眠らずに過ごしているともいえる。

　このような思春期の早すぎる覚醒と自立の過程は、うつ病などの精神障害の脆弱性ともなる。女性のうつ病の世代間伝達の研究から、精神障害の発症に関するストレスと脆弱性の病態モデルにおいて、情緒的サポートの不足や低い自己評価と、否定的な人生上の出来事との相互作用が示された。さらに、それらの脆弱性を検証すると、不安定型のアタッチメントやアタッチメント関係における解消されないトラウマが母子二世代にわたってみられ、世代間伝達における家族の関係性と子育て環境のリスク伝達という新たな側面が明らかとなっている。

　無秩序型などアタッチメントの適応レベルの低い思春期の若者では、アタッチメントシステムの過剰な活性化がみられ、安全基地行動よりも生殖戦略に関連する衝動性や性化行動を誘発する。一方で養育者に対しては、親としての感受性を低下させ、保護的な養育的行動を抑制すると考えられている。そのプロセスで、十分な心理的準備のないままに親となっていくケースも多く、結果的に不適切養育の世代間伝達が生じる場合もある。

138　第3部　精神科臨床の共通要素としてのアタッチメント

思春期のアタッチメントと恋愛関係は、アタッチメント行動と養育行動の行動システムを介して、10代での予期せぬ・望まない妊娠や、配偶者間暴力などのリスク状況に関連することから、不適切養育のリスクの世代間伝達、そしてその予防の要となっている。

事　例——10代の妊娠と出産

　Aさん（女性）は18歳になり児童養護施設を出た後、同世代のパートナーと暮らすようになった。パートナーにも母親との突然の死別体験があった。互いの就職活動もままならない状況で、生活が落ち着く間もなく妊娠が判明した。出産することになった病院に、それまでAさんが通っていた精神科病院から紹介状が送られた。Aさんは乳児期の両親の離婚以来、乳児院や児童養護施設への入所を繰り返していた。Aさんのきょうだいは身体的虐待を受けて児童相談所に通告されており、それを目撃して育っていた。思春期になって目立ってきた自傷や攻撃的な対人関係、親への反発や家からの飛び出しなどの不適応行動から、Aさんは入院や通院を続けていた。

　前医からの紹介状には、反応性アタッチメント障害の診断があった。一見するとあっけらかんとした明るい表情で、付き添う支援者と早口に会話をかわしているが、些細なことで自己嫌悪や不信感などの否定的な考えが止まらなくなり、アームカットをしてしまうことを筆者に語った。パートナーとのあいだでは、互いをからかい試すようなやりとりから、噛みつき合ったり、蹴るなどの深刻な暴力にエスカレートする状況が明らかになった。前医での発達検査では、正常との境界域の知能と言語理解やワーキングメモリの低下、知覚統合の高さなどの神経発達のアンバランスがみられるとされ、不注意や衝動性、感情調節の困難から向精神薬が処方されていた。Aさんは妊娠判明とともに服薬を中止したが、これらの問題に何とか対処していた。アタッチメントの適応レベルからは、自己を危険にさらすような安全基地の歪み、精神症状からは複雑性PTSDが考えられた。

　妊娠・出産に対する多職種による支援を提案し、可能な限り定期的な通院

などの生活や支援者のかかわりを構造化した。また、地域における支援の資源と周産期医療や精神保健のネットワーキングを進め、カップルからみた社会的サポートの予測可能性や利用可能性を高めることで、子育て環境の安全性を促進することを目指した。カップルの自立的な活動を尊重する一方で、Ａさんは自身や胎児を危険にさらす行動との分化を図った。主体性の感覚を促進するために、本人の居場所や利用する社会的サポートについては、Ａさんの自己選択のプロセスを重視した。

　Ａさんをハイリスクケースとして行った多職種によるカンファレンスでは、当初は成育歴を含め未統合で真偽の不明な情報や断片的なエピソードに終始し、Ａさんを未熟で拒絶的なモンスターのように見せていた。子育てについては否定的な予測がなされ、母親になることについてのＡさんのニーズは覆い隠されていた。産科のスタッフや担当の支援者に見せる素直な依存や、福祉の担当者に対する警戒心と試し行動など、具体的な関係性のエピソードがそれぞれの立場から語られた。Ａさんについての多様な語りを共有する作業によって、支援者の側のＡさんを取り巻く関係性への気づきが高まり、次第にまとまりのある表象とストーリーが形成されていった。

　妊娠中にパートナーとの葛藤がエスカレートし、シェルターへの保護を求める危機的状況があった。シェルターのスタッフに対して、みずからの親の支配的な態度を重ね、施設を飛び出すという外傷体験の再演がみられた。その間にも担当支援者や病院スタッフとの情緒的なつながりは保たれており、自傷や我を忘れるような解離した状態はみられなくなった。出産後は産後ケア施設で過ごし、支援者や病院スタッフとの肯定的な関係は、精神科訪問看護スタッフへと引き継がれた。

　Ａさんの育児は、産後すぐの授乳で母乳が出なかったときのパニック以外は、熱中し、楽し気で感受性に富んだものだった。Ａさんは育児について、「施設からの友だちには、一人で産んで育てて泣きたくなるほどだったと聞かされていたけど、自分の周りにはお節介な人たちがたくさんいて、頭のなかの空っぽな場所がなくなったみたいだったって話した」と語った。

思春期のアタッチメントの連続性と非連続性

　不適切養育の世代間伝達に関して、虐待を行った親への被養育体験の回顧的（後ろ向き）研究で70％の伝達率が報告される一方、虐待を受けた子どもの前向き研究では伝達率は30％にとどまるというギャップも存在する。現在のアタッチメント関連領域の実践家や研究者は、発達過程における子どものアタッチメント状態の多様性について、エインズワースが提唱した母親の養育行動にみられる感受性（Maternal Sensitivity）では一部しか説明されない、またアタッチメントパターンの世代間伝達は低い水準にとどまるという、一見すると当惑させられる事実に取り組んでいる。

　従来、乳幼児期の相互作用パターンが精神機能への内在化を経て成人期の精神保健の問題につながるという、直線的・カテゴリー的な連続性のモデルが示されてきた。近年では、子ども虐待など小児期逆境体験がある場合には、個人の生物学的・心理学的要因と成育環境との相互作用により、ライフコースを通じてダイナミックに変化するというモデルのほうが適合することが示されている。

　ボウルビィ没後の1990年代から現在まで、ライフヒストリー理論、進化論とアタッチメントに基づくライフスパンモデル、性差モデル、家族構造・力動を含む心理社会的加速モデルなど、親の養育行動の子どもへの影響の多様性を説明する有望なモデルが相次いで提唱された（Chisholm et al., 1993）。いずれにも共通するのは、生存と生殖における進化論的両賭け（Bet Hedging）戦略と差次感受性仮説である。進化論的両賭けとは、進化論における種の遺伝子の生存戦略として、将来の多様な生存・生殖環境への適応に備えて、親の養育行動・養育環境に対する子どもの感受性にも多様性が担保されているというリスクヘッジの視点である。将来の養育環境には、資源が豊富で親が養育に多くを投入できる場合から、脅威や資源の欠乏から多くを投資できない場合まで、さまざまな可能性がある。

　差次感受性モデルは肯定的な環境における増強効果までを含む点がこれまでのアタッチメント研究のストレス－脆弱性モデルと異なっている（Belsky

第10章　思春期のアタッチメント　**141**

& Pluess, 2009）。図3-2（第3章）に示したように過酷なしつけなどの小児期逆境体験に対する破壊的行動の発症脆弱性遺伝子をもつ個体が、肯定的な養育に対しては発達増強効果を示すなどの例が挙げられる（Bakermans-Kranenburg & van Ijzendoorn, 2007）。

思春期の親を育てる

　Aさんの育ってきた過酷な養育環境と、家族として新たにスタートした妊娠・出産から子育ての環境には、連続性と不連続性の両方があった。パートナーを安全基地とした行動には、自身を危険に曝したり、抑うつ的なパートナーの怒りを誘発して覚醒度を上げることで注目を得ようとするようなパターンが目立った。一方で地域の支援者とのかかわりは、Aさんの無差別で無秩序な援助希求行動が誰にも躊躇しない社交性としてむしろプラスに働き、見知らぬ土地にもかかわらず短期間で"お節介な人たち"の支援ネットワークができあがった。

　Aさんの子どもとしての被養育体験の表象は怒りや暴力に満ち、記憶や感情には空白の領域があったが、子育てについての表象は、肯定的な感情と行動に統合されたものであった。タドラー期や思春期で子どもと家族が直面する未統合状態（Disorganization）でみられる感情・行動の不均衡や複雑さは、成長の過程として捉えると、次の発達のステージへと飛躍するための資源を幅広く確保するプロセスとも考えられる（Tronick, 2017）。不適切な養育の世代間伝達を阻むものとして、安全な環境の提供、肯定的な関係性等によるアタッチメントの再組織化が関与すると考えられている。

　Aさんの妊娠・出産の体験過程では、パートナーとのあいだでのアタッチメントシステムの過剰な活性化や歪曲した安全基地行動は徐々に抑制され、相手が子育てのパートナーとしてふさわしいかどうか距離をとってみる方向に変わっていった。一方で、Aさんにはケアを提供し育てる親としてのレジリエントな表象がすでに内在しており、子育てを支援する人的資源の豊かな環境に誘発されて肯定的な関係性が展開していったように思える。その表象

は、虐待を受けるきょうだいを世話し守ろうとした記憶や離別した母親との関係性が生き残り、治療施設での治療的関係へと潜在的に引き継がれていたのかもしれないし、肯定的な環境で開花するべく生得的に準備されていたのかもしれない。

　母性的ケアの剥奪（Maternal Deprivation）の後に起こるさまざまな困難に対するウィニコットのアプローチは、肯定的・受容的で過程志向的なものであり、環境のマネジメントが重要な臨床概念として示されている。ウィニコットの里親への助言のなかでは、子どもたちが盗みや破壊行為を通して求めているのは、剥奪された母性的ケアを発見し創造するという希望である、というフレーズが繰り返される。ベルスキーら（Belsky & Pluess, 2009）の精力的な研究で示された、否定的な環境で脆弱性をもち無秩序な破壊性を呈している子どもたちが肯定的な育ちの環境でもっとも利益を得るという知見は、このウィニコットのフレーズが逆説や比喩ではなく、紛れもない事実であることを示している。

第**11**章

メンタライジングの発達と乳幼児精神保健

はじめに

　メンタライジングは、進化論的生物学、発達心理学、神経生物学、精神分析学、倫理学、哲学など複数の理論的基盤のもとに用いられてきた異種性をもつ概念である。臨床概念として適用される範囲も、乳幼児期から成人期まで幅広い。1990年代以降、英国ロンドン大学のフォナギーと米国メニンガークリニックのアレンを中心とする精神分析的精神療法のグループは、アタッチメント研究を中心に社会認知研究など実証的な方法を用いる発達心理学領域の研究者と緊密なクロストークを重ねてきた。関連する各領域からの知見が集積され、発達精神病理学の方法論を用いて検証が重ねられた結果、メンタライジングは短期間のうちに、いわゆるumbrella term（包括的な用語）から、独自の臨床概念として高い統合性を得るに至った（Fonagy & Target, 2003）。

　各領域における研究では、それぞれの限定された文脈で明確な定義をもつ類似の事象や概念の検討が重ねられている。そのなかでもメンタライジング

145

の概念は、臨床的な問題に対して科学的に分析された諸概念を再びつなぎ合わせる領域横断的なアプローチを可能にしている。さらにメンタライジングの名のもとにコミュニティに介入するプロジェクトも生まれ、社会的に構成された新たな意味を生成するアクチュアルな意味共同体としての意義をもつようになった。

そこで本章では、関連する用語と概念の位置づけを整理しながら、乳幼児精神保健の臨床と関連の深い領域、すなわち養育者のメンタライジング能力と世代間伝達、および乳幼児期の臨床的問題とメンタライジングの関連についての知見を中心に概観する。

メンタライジングに関連する概念

メンタライジングは、「心で心を思うこと（hold mind in mind）」と要約される（Allen et al., 2008）。この自他の心的状態に関する再帰的な思考、認識、それらを他者に向けて表出し共有する発話行為や社会的活動は、発達のプロセスで生成・進化する。再帰的な思考は社会認知、メタ認知や内省能力といった高次の認知的活動とかかわる（林, 2002）。同時に、共感や情動制御とともに情動を伴う精神状態を理解するという精神的精緻化の過程、すなわちアタッチメントや情動知能の領域の発達とも関連する。

このようなメンタライジングという多次元の概念を定義するにあたって、図11-1に示すように、その広がりと位置づけのために3つの軸を用いることができる（Choi-Kain & Gunderson., 2008）。

第一の軸は、先に述べた認知－情動というメンタライジングの内容の次元の連続性である。認知の次元には社会認知やメタ認知の概念が、情動の次元には共感がそれぞれ対応する。認知と情動という2つの側面が運用において統合されているかという問題や各側面のアンバランスが、臨床的問題と関連するとされる。

第二の軸として、明示的－黙示的という方法の軸がある。前者は意識的な努力と言語的・順列的な思考によるものであり、後者は無意識的で非言語

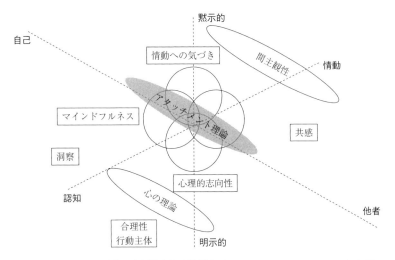

図11-1　メンタライジングと関連する諸概念（Choi-kain & Gunderson, 2008を改変）

的、並列的な情報処理の方略によるものとされる。主に用いられる方略がどちらになるかは、状況によって異なると考えられている。明示的なメンタライジングは、合理性の判断や行動主体としての感覚とも関連する。親子関係で社会的認識の学習を促進する伝承的かかわりは、明示的なメンタライジングを用いる方法の例であろう（Shizawa et al., 2015）。

　そして第三は、自己 – 他者という志向性の軸である。心の理論（後述）は他者理解に関する社会認知の発達過程においてゲートキーパーの役割を果たし（Happé, 2015）、マインドリーディングという広範な社会的能力の獲得につながる。他方、それが障害された状態として、マインドブラインドネスという概念が自閉スペクトラム症（ASD）を中心に提唱されている。心理的志向性や内省能力は、自己理解や自己意識の発達過程に関連する（鹿子木ら, 2009）。

　これに加えて、心の状態を理解するという精神的活動において自他の内面に注目するか外面に注目するかという注意制御の方向性の軸がある。これらも相補的な関係にあるが、個人や関係性の発達のプロセスによって注意の方向性のバランスは変わると考えられる（Luyten & Fonagy, 2014）。

　メンタライジングの立場としては、いずれの軸の機能においても、両極の

どちらか一方に分化するよりも、連続性として統合されバランスよく運用されている状況を想定している。

乳幼児研究とメンタライジング

　進化心理学においてメンタライジングは、同じ社会を共有するメンバーとして互いに学習し協力し合うという社会的生存と適応のために不可欠な能力として定義された。なかでも霊長類研究のプレマックら（Premack & Woodruff, 1978）が提唱した「心の理論（Theory of Mind: ToM）」は、バロン－コーエンら（Baron-Cohen et al., 1985）が自閉症の社会性の障害の多くを説明するとしたことにより、臨床概念として大きな注目を浴びるようになった。同時に、社会認知や人工知能研究の隆盛によって社会的能力の萌芽が乳児期にあることを実証する研究方法が開発されたことにより、早期の発達経路に関する知見が急速に拡大し、先に述べたゲートキーパーとしての心の理論の運用が可能となった。

　図11-2に示すように、出生直後からヒトは同種他個体を敏感に知覚し反応する。生物らしい動きや顔に似た視覚パターン、自分を見つめる顔や目的志向的行為までを、他とは区別して知覚するという。また新生児模倣という現象は、自分の目では確認できない身体の動きを模倣できる能力、自他の運動の等価性を検出し視覚と自己感覚と運動情報とを超感覚的に結びつける能力を備えていることを示している。これらの背景に存在するミラーニューロン・システムという神経ネットワークの発見は、脳機能イメージング研究の大きな成果であった。

　一方、これらの活動が必ずしも生得的なものではなく、出生直後からの経験学習によるものである可能性が考えられている。ヒトの養育環境では、養育者が常に近くに存在するために、乳児が養育者を観察する行為と、乳児自身が実行する行為とが時間的に随伴（マッチング）することがきわめて多い。すなわち、乳児が覚醒している時間の大半は、大人が乳児の活動を模倣しているという特徴がある。知覚運動の随伴関係学習の機会が豊富にあるな

図11-2 社会認知の発達と母子相互作用 (Feldman, 2007；板倉, 2007を改変)

	妊娠後期	誕生	3〜6ヵ月	9ヵ月	1歳以上	18ヵ月	2歳	4歳半〜5、6歳	
乳幼児	生理的発信器 生体リズムの 組織化	随伴性の探知 新生児模倣 顔選好 社会的知覚	多様なモードの シンクロニー 視覚・音声 情緒・接触 二項関係 社会的随伴性	間主観性 意図の共有 物体に焦点 三項関係 共同注意 目標志向的	象徴使用 の芽生え 象徴遊び	意図の理解 自己認知 ふり遊び	欲求の理解	誤信念課題	比喩の理解 皮肉の理解 二重の嘘
母親	妊娠30週頃： 生物時計 妊娠33週頃： 副交感神経 活動	種に特異的な 子の状態に応 じた母性行動	行動と感情の ミクロレベル のマッチング 相互作用の 破綻と修復	相互に影響し 合う過程 母ー子ー物と いう三項関係 の協調	やりとりに依存し た親の応答性と子 の象徴の複雑さ 親が象徴的表現を さらに膨らませる		有標的なミラーリング		明示的なキュー を用いた伝察
	ボンディング 原初的没頭		情動制御 ミラーリング 情緒的応答性	選択的愛着 有標性	アタッチメント パターンの形成		心的等価 ごっこモード		内的ワーキングモデル 目的論的志向 無秩序型アタッチメント

初期社会的認知 / Pre ToM / 心の理論の形成 / Post ToM

反映（内省）的機能

随伴性 シンクロニー

かで、少なくとも生後6ヵ月頃からミラーニューロン・システムが活動することが確認されている。母子相互作用の研究者は、胎児期からの母子間の随伴性、シンクロニーの重要性を示してきたが、それらは科学的にも実証されつつあるといえよう。

自他の行為を自動的に照合するミラーニューロン・システムの機能だけでは他者の行為理解は行えず、自他の分離した表象の形成、視点取得の能力を必要とする。分離表象の獲得を基盤として、生後9ヵ月頃から模倣や共同注意行動が頻出する。さらに、模倣されていることの認識と逆模倣は、自動的な新生児模倣を抑制する機能が備わって初めて可能になると推測されている。模倣抑制の訓練が他者視点取得課題の成績を高めるという成人での知見は、メンタライジング機能と模倣抑制との関連を示している。逆模倣の認識は、それをする他者の選好や協力行動を引き出すため、自閉症児の早期介入での応用も試みられている。

さらに乳児期において、自動的な模倣によって他者の心の状態を理解する時期と、トップダウンの模倣抑制により自他の分離表象に基づき他者視点取得を行う時期は、出現するタイミングが異なると考えられる（明和, 2016）。その後の誤信念課題の理解、心の理論の獲得までを含めた社会認知の発達指標は図11-2に示す通りである。

このような他者の心的状態や意図理解の早期発達に関する知見がメンタライジング機能として包括され、1つの発達経路としての連続性を検証されることで、ASDのリスクをもつ子どもの早期発見（共同注意尺度）（大神, 2002）や臨床評価（誤信念課題）（Baron-Cohen et al., 1985）、早期介入（逆模倣）（Sanefuji & Ohgami, 2013）の方法として、実際に臨床場面での応用へとつながっている。

母子相互作用とメンタライジング

乳幼児が自他の心を理解するようになる過程に関し、社会認知研究は乳幼児のもつ社会的能力を明らかにしてきており、その寄与は大きい。その一方

で、ヒトでは特異的に随伴性の豊富な養育環境が用意されているという意味
では、メンタライジング能力の獲得における他者との相互作用の寄与を明ら
かにする必要がある。すなわち、社会的能力を育む関係性に注目し、臨床概
念として応用することにメンタライジングの意義があるともいえよう。乳幼
児期の母子相互作用の研究は、メンタライジングにおける他者との関係性の
役割を明らかにする要となる知見をもたらしている。

(1) 間主観性研究とメンタライジング

　発達的な変化を生む相互作用について、図11-2の下段に示した随伴性、
シンクロニーと間主観的体験の展開が、子どものメンタライジング能力発達
の足場となるという視点がある（Feldman, 2007）。二者間の黙示的な情動的
共鳴や随伴性の探知は、前述の新生児模倣での異種感覚マッチングのように
出生直後からみられ、一次的間主観性と呼ばれる。新生児、乳児の共鳴や、
類似性や随伴性の探知と選好を基盤とする二者間の原初的会話から、情動、
注意、意図の共有による相互調節的な相互作用が発展し、物を介した三項関
係での行為の意図の共有と理解、すなわち二次的間主観性が生まれる
（Trevarthan & Aitken, 2001）。

　母子間の相互調節的な相互作用を観察評価する方法として、スティルフェ
イスパラダイムが考案された。これによりコミュニケーションの破綻と修復
のプロセス、そのパターンの意義が明らかにされ、母子臨床の研究において
もっとも広く用いられる方法の１つとなった（Tronick & Cohn, 1989）。ライ
オンズ－ルースらボストン変化プロセス研究グループは、このような母子二
者間の交流においてミクロレベルで共構築される黙示的な調律や随伴性を伴
う出会いの体験は、間主観的システムとして母子関係を超えて乳幼児期から
成人期を通じてみられ、関係性の新たな知や治療的変化を育むと考えている
（Lyons-Ruth, 1999）。このグループの形成にかかわったスターンは、母子の間
主観的交流を情動調律として、共鳴とコミュニケーションの二重構造を定式
化した。このような間主観的アプローチとして、国内では小林（1999；
2000）による母・乳幼児の治療ユニット（MIU）の症例分析がある。小林は
情動調律の観点から、自閉症をもつ子どもと母親の関係性の困難を理解し援

助する治療的意義を提示している。

　間主観性と並んで母子相互作用において主要な要素であるアタッチメント
との異同については、時間的布置としては間主観性がアタッチメントに先行
し、文脈的には間主観性は肯定的なかかわり合いに、アタッチメントはスト
レスフルな状況にそれぞれ関連するという差異がみられる。類似性をもつ仲
間を選好しプレイフルな体験の共有に動機づけられた相互作用の発達経路
と、ストレス状況における生理的・心理的ニーズに敏感に応答し覚醒水準を
調節する相互作用の発達経路は、異なることが示されている（中野, 2014）。
しかしながら、実際の臨床研究の立場においては、アタッチメントの定義は
幅広く、狭義ではストレスフルな状況で物理的・心理的近接により安全を確
保しようとする行動に限定され、広義では安全な状況での肯定的・遊戯的な
やりとりにおける応答性までを含めて評価する。乳幼児期の養育者は、生存
にかかわる二者関係における安心感を提供する重要な他者としての役割と、
仲間集団での他者関係の社会化に向け一体感や所属感を育む一般的な他者し
ての役割という、2つの機能を果たしていることになる。大藪（2014）は、
共同注意研究とみずからの臨床研究を概観し、誕生直後から他者との関係世
界の構築をもたらす情動を基底にしたさまざまなレベルの間主観的情報が人
間の三項関係を生み出してくるのであり、「自己－物－他者－間主観的情報
〈情動・意図・意味・文化など〉」という「四項関係」として明示されるべき
だろうと述べている。

　このようにアタッチメントに先行する間主観性が、情動を基盤にして関係
世界を構築していく過程が、表象の共有や伝達などこれまでアタッチメント
研究が取り上げてきた発達領域と連続性をもつことも示唆されている。母子
相互作用におけるメンタライジングもまた間主観性とアタッチメントの双方
の側面を含んでいるが、それぞれ異なる動機づけをもつシステム間の機能的
な相互関係についての検証はまだ限られている。生後4ヵ月での母子相互作
用の随伴性の頻度と、12ヵ月でのアタッチメントタイプについての縦断研
究では、中程度の（ほどよい）随伴性と安定型のアタッチメントとの関連が
みられた（Beebe et al., 2010）。また逆模倣を用いたASDの子どもに対する早
期介入の症例研究でも、母親の逆模倣により相互の随伴的応答が増すプロセ

スで母親の抑うつが改善し、絆の感情が高まっていることが示された（Sanefuji et al., 2009）。これは、間主観性の領域での変化が、アタッチメントの形成過程にも影響を与えうることを示唆している。表象世界の共有というメンタライジングの重要な側面における間主観性とアタッチメントの発達経路、両者の相互交渉過程については、今後さらに検証される必要がある。

⑵ アタッチメント研究とメンタライジング

　アタッチメントは母子相互作用においてメンタライジング能力に関連するもっとも重要な側面であると考えられている。メンタライジングの概念は、メインらによる乳幼児から成人までのアタッチメント研究と、フォナギーら精神分析の立場から行われたアタッチメントの世代間伝達の研究により明らかになったメタ認知能力の重要性に基礎づけられている。メインらは、成人アタッチメント面接における語りの分析（Discourse Analysis）によってメタ認知的能力が明らかになることを示し、それが安定型のアタッチメントやアタッチメント体験における外傷へのレジリエンスと関連することを見出した（Main & Hesse, 1992）。

　フォナギーらは同時期に注目されてきた心の理論研究の影響の下で（メインらも心の理論の影響を受けたと述べている）、メンタライジングという概念とそれを測定する方法として内省機能尺度（Reflective Function Scale）を考案した（Fonagy et al., 1998）。内省機能の概念のもとに評価されている側面は表11-1に示す通りである。ここには、心理状態の多面性やすべてを知りえない不明瞭さを前提として受容しつつも、複数の視点から、時間経過による変化の予測、自他の過去の経験の違いを考慮に入れた心全般についての柔軟かつ一貫した知識のあり方と調和のとれた態度が例示されている。このような内省機能は、母子関係では母親自身および子どもについての内的表象が語られるなかで、成人アタッチメント面接の方法に基づき、語りの内容と構造、様式の分析から、アタッチメントタイプのコーディングとは別に評価される。感情について考え、考えについて感じるような認知と情動の側面のバランスのとれた統合的な認識の態度であり、安定型の成人の語りの特徴と大きく重なる。

第11章　メンタライジングの発達と乳幼児精神保健　　**153**

表11-1 内省機能尺度で評価される内容
（Fonagy et al., 1998より抜粋）

主な側面	心理状態の本質への気づき	行動の根底にある心理状態をくわしく探査しようとしている	心理状態の発達的様相を認識している	面接者に関連する心理状態への気づき
	自他の心理状態についての理解はいつも不完全である	行動について信念・感情・願望など複数の見地から妥当性のある説明ができる	昨日感じたことと、今日・明日の感じることとは異なっているかもしれない	話さなければ面接者は自分の知っていることを知ることができない
	人は苦痛を最小限にするために心理状態を修正したり偽ることもありうる	他者についての解釈がみずからの心理状態の影響を受けている可能性を理解する	自分の行動が自分の親の行動から形作られ、子どもの行動を形作るという世代間伝達の認識	面接者は自分の語っていることを聞いて面接者自身の固有の情緒的応答をするかもしれない
	一定の状況では一定の心理的反応が予測できる	ある状況に対する感情は客観的見地とは一致していない可能性を悟っている	子ども時代の視点は成人となってからの理解から修正される必要がある	治療者の成育史と結果としての心理状態は患者のそれとは異なる
		自己表象における高度な伝承、傾聴のスキル、自伝的連続性、内面の豊かさ		全体的な価値の暫定性と中庸さ

　フォナギーらによる臨床研究では、内省機能の高い母親の子どもでは安定型のアタッチメント行動がみられ、低い場合には安定型以外のアタッチメントが伝達される傾向があることが示された。また、高い内省機能が早期の逆境的体験の否定的な影響からの保護要因、レジリエンスとなることも示されている（Fonagy et al., 1991a; Fonagy et al., 1991b）。

　初期のアタッチメント研究でエインズワースは、母親の養育行動における敏感性（Maternal Sensitivity）が子どものアタッチメントに関係することを示したが、この主張は必ずしも事態を説明しないこともあり、近年、内省機能などメタ認知能力のほうが注目されるようになっている。マインズら（Meins et al., 2002）は、乳幼児と母親の相互作用の縦断研究を、乳児のサインに対する語りかけなどの応答にみられる、子どもの心理に目を向ける母親の傾向という視点から行った。その結果、子どもの12ヵ月時のアタッチメントの安定性、4歳台での心の理論課題の達成度のいずれも、6ヵ月時の乳

児との相互作用でみられる、子どもの心理に目を向ける母親の傾向がもっともよく予想した。マインズらはこれら各要因の関連から、アタッチメントと社会認知をつなぐ概念として母親の心理的志向性（Mind-Mindedness）を提唱している（Meins et al., 2003）。

　これらの知見に基づき、乳幼児精神保健の領域では、妊娠中から出産を経て子育てをする母親の内省機能と子どもの発達、アタッチメントパターン、母親の養育行動との関連が検証されている。岡藤ら（2008）は、妊娠中の女性の内省機能と出産後の養育行動における情緒的応答性を、フォナギー（Fonagy et al., 1998）の内省機能マニュアルから抜粋した質問項目・基準による面接と、日本版I Feel Pictures（JIFP）（濱田, 1990）による評定から検討した。その結果、妊娠中に際立った内省機能をもつと判定された女性は、情緒的応答性の判定においてポジティブな感情もネガティブな感情も幅広く読み取る傾向を示した。一方で内省機能の低かった女性では、ネガティブな感情の読み取りが乏しく、育児困難感とも関連していた（濱田, 2010）。小原（2010）も母親の生後1年間の情緒的応答性についてJIFPを用いて評価し、情動認知の発達過程を検討している。その結果、相互交渉の経験に加え、物理的・社会的文脈など多次元の指標を利用するようになることで、不快な情動を含む情動の読み取りの幅が広がり、育児困難感が減少していることを報告している。篠原（2009）は母親の心理的志向性について乳児期から5歳までの縦断研究を行い、0歳時の心理的志向性は5歳時の子どもの心についての多面的な見方や豊かな語り（insightfullnes）を予測した一方で、感情や思考についての受容的であたたかな見方（アタッチメント・敏感性）は予測しなかったと報告しており、アタッチメントと間主観性、社会認知との連続性と不連続性について興味深い結果が示されている。

　小林（2000）は自閉症児と母親の関係性について、間主観性に加えてアタッチメントの観点からの分析を行っている。前述したMIUにおける多数例の母子相互作用のビデオ録画のミクロ分析や臨床例の治療経過より、自閉症をもつ子どもがアタッチメント欲求と回避欲求の動因葛藤に陥りやすく、子どもの原初的知覚と情動の様相を母親が読み取る際ずれが生じ、情動コミュニケーションのエラーが生じることが行動障害の悪循環に寄与していること

を指摘している。その関係性への治療的介入において、子どもの特異な間主観的世界への気づきを治療者と母親が共有することで、母親の内省機能を育み、母子間の新たな間主観的な出会いの体験や子ども固有のアタッチメント行動を引き出すものと考えられる。さらに小林（2015）は、治療論的観点から関係性の発達に困難をもつ子どものアタッチメント行動にみられる強いアンビヴァレンスを指摘し、「甘え」の概念を導入している。

　母子臨床や発達臨床の研究領域でそれぞれ導入されているアタッチメント理論であるが、メンタライジングという視点を取り入れることで、研究・実践の共通基盤の形成につながることが期待される。

発達精神病理学とメンタライジング

　メンタライジングはアタッチメントをはじめとして間主観性、社会認知など多領域の観点から検討されてきたが、その臨床的意義を考えるうえで共通の基盤となるのが発達精神病理学である。発達精神病理学を扱う学術誌 *Developmental Psychopathology* の創刊号（1989年）では、乳児のアタッチメント行動、および母子相互作用についての研究論文が並んだ。この意味で対人相互作用や関係性を基礎づけるアタッチメント理論や間主観性理論は、発達精神病理学においても重要なものといえるであろう（Lyons-Ruth, 2003）。この萌芽期の臨床研究の対象は現在成人期を迎え、コホート研究として継続されてきた調査結果の分析が、社会性や情動制御のライフステージにおける発達経路をマッピングし始めている。

(1) ハイリスクサンプルにおけるアタッチメント研究
　当初のアタッチメント理論は、心理社会的リスクの比較的低い一般人口を対象として構築されたが、そこで見出された回避型、アンビヴァレント・抵抗型などのタイポロジーは、養育環況への目標志向的な適応パターンとして意味づけられた。いわゆる精神病理的事象との関連が見出されたのは、その後のハイリスクサンプルを対象とした研究の知見に基づいている。

そこでは、乳幼児期の無秩序・無方向型のアタッチメント行動（Main & Solomon, 1990）と、その後の学齢期から成人期における内在化・外在化するさまざまな行動障害や精神病理との関連が見出された（Lyons-Ruth, 2003）。当初のアタッチメント研究では、乳幼児期に分離ストレス状況下で一時的にみられる混乱・矛盾した行動は分類不能としてコーディングされていたが、その臨床的重要性から、無秩序・無方向型のアタッチメント行動として概念化された。このような行動は、恐怖に対する覚醒反応や生理学的ストレス反応がかかわることから、虐待的な養育行動との関連が強い。しかしリスクの低い家庭でも15％はみられることから、すべてを不適切養育と結びつけることはできない。

　これらを二者間の情動交流によるストレスへの防衛システムのモデルとして記述すると、無秩序・無方向型のアタッチメントにおいて母親に特徴的な養育行動が見出される。表8-2（第8章）に、このタイプの子どものアタッチメント行動と、対応する特徴的な養育行動を示した。行動の次元で記述されたこのような闘争／逃走的な特徴は、アカゲザルなどの動物モデルでもストレス状況下での養育行動としてストレス制御系の機能変化とともに生じるが、ストレスの消失とともに回復する。一方でヒトにおいては、強いストレス状況は、養育者と乳幼児の注意・感情の制御や、情動的対話を通じた間主観的経験による自己－他者表象の形成プロセスを変化させ、より複雑で長期的な影響を生むことになる。縦断研究の結果は、通常のアタッチメント関係における情緒的応答性の低下よりも、表8-2に示した母親の情動コミュニケーションの障害の影響が強いことを示している。なかでも、親のひきこもりや役割混乱により乳幼児の覚醒水準や情動制御が適切に扱われないままになることの影響がもっとも深刻かつ長期にわたり、闘争／逃走的養育行動よりも強い関連を示した。また思春期以降の精神病理的問題との関連をみると、心理社会的ハイリスクなどの関連要因を含めて解析しても、乳幼児期の無秩序・無方向型のアタッチメントが青年期の解離症状を直接予測するという驚くべき結果となった。

(2) 発達精神病理学の導入

　このようなハイリスクサンプルでのアタッチメント研究の近年の成果を、フォナギーら（Fonagy et al., 1998）は発達精神病理学の観点から検討し直した。フォナギーらはとくにアタッチメント関係における深刻な外傷的体験や喪失体験と重い精神病理との関連に注目し、心的外傷の世代間伝達を定式化した。すなわち、前述したような親の未解決の心的外傷による解離症状や逸脱した養育行動により、乳幼児に「有標的なミラリング」が与えられない母子相互作用が生じる。有標的（markedness）とは、内省機能をもつ養育者では、子どもが社会的キューを発信する際、背景にある情動体験、内的状態に気づき随伴的に映し出す反応を示すが、その際になだめるような行為や大げさな表情などを加え、親自身の感情ではなく親が感じ取った子ども自身の内的状態の映し出しであるという標識をつけていることを指している。内省機能がないとき、養育者は子どもの内的状態の映し出しではなく、親自身の怒り、恐怖、解離など標識のない反応をそのまま返してしまい、子どもは自分の内的状態の理解や相互作用による情動制御という解決を与えられないままになってしまう。これが繰り返されると、適度な情動制御のもとでの自己－他者表象の形成がなされず、養育者のトラウマに関連する思考や行動が内省機能の及ばないそのままの形で、「よそ者の自己」として乳幼児に取り入れられ、心的外傷の世代間伝達が生じる。この内省機能の及ばない心の領域が、解離への脆弱性にもつながるというものである。

　フォナギーはこのようなプロセスを、ホロコースト犠牲者の3世代目にあたる強迫性障害の青年に対する精神分析的治療の経過から解説している。症例研究に加え、実際の乳幼児期の母子におけるアタッチメント研究の知見を発達精神病理的観点から見直した。その過程で得られた臨床概念として、前述した養育者の有標的なミラリングに加え、子どもにみられる心的等価モード、ごっこモード、目的論的理解などが挙げられる。いずれも複数の内省機能が用いられる心の理論成立以前の発達段階における自己・他者理解の様式を説明する概念である。乳幼児期に限らず、さまざまな発達段階における臨床的問題の多くが、不適切養育やアタッチメント関係における心的外傷や喪失体験により内省機能が障害され、社会的交流の場面で心的等価モード、ご

158　第3部　精神科臨床の共通要素としてのアタッチメント

っこモード、目的論的理解が不適切に用いられることによるという仮説に基づき、多様な治療的介入技法の効果を高める共通要素として、メンタライジングを育むアプローチを行うことを推奨している。

(3) 包括的な説明モデルの検討

発達精神病理学は、さまざまな精神病理を説明するモデルの探索とともに、その連続性と非連続性を検証する領域でもある。ラターは近年、行動遺伝学を含むコホート研究の知見に基づき、メンタライジングの基礎をなすアタッチメント理論に関して不連続性と限界を論じている。

英国のアタッチメント研究グループは、双生児研究プロジェクトの一部として実施したアタッチメントの縦断研究で、思春期から成人期までを追跡し、アタッチメントパターンの縦断的な変化や遺伝環境相互作用の枠組みにより解析を行った。その結果、アタッチメントは双生児間で高い相関を示し、その大半は遺伝率よりも共有環境が寄与した一方で、思春期では遺伝率が35〜38％と、遺伝要因のほうがかなり高い割合で寄与することを報告した（Fearon et al., 2014）。この結果に対してラター（Rutter, 2014）は、古典的なアタッチメントの概念は本来生物学的・生態学的なものであり、行動遺伝学のモデルを適用すると、発達の過程で遺伝要因の寄与が大きくなることを指摘した。また、乳幼児期の養育者との行動レベルにおける「二者間の」相互作用パターンと、成人期で評価される養育者との関係性についての「個人の」記憶・思考・語りは異なる水準の事象であり、表現型として必ずしも連続性のあるものとはいえないとした。

さらに、アタッチメント対象との二者間の状況のみに限定されず、特定の関係性と発達時期を超えた精神病理との関連がみられる行動表現型、すなわち無秩序型アタッチメントや反応性愛着障害については、アタッチメント関係での心的外傷以外の要因も考慮する必要があるとしている。たとえば臨床的にも重大な情緒行動上の問題と関連して、子どもの素行症などの外在化障害と、母親の無秩序型のアタッチメントパターンや脱抑制型の愛着障害との相関がある。無秩序型のアタッチメントは、子ども虐待や施設収容などハイリスク人口での頻度が非常に高く、この点でも一般人口で広くみられる安定

／不安定型とは異なる発生と世代間伝達の機序を想定する必要性を指摘している（Rutter et al., 2009）。

不適切養育により家庭外で生活している思春期の子どもたちに関する英国で最近行われた臨床研究では、脱抑制型の愛着障害行動、外在化する行動障害、心の理論の歪みがそれぞれ高率にみられた。外在化する行動障害は心の理論の歪み、すなわち他者の意図を怒りに基づくものと理解するというバイアスおよび言語理解の能力と関連していたが、脱抑制型の愛着障害行動との関連は有意ではなかった。この研究では無秩序型のアタッチメントや解離症状の評価はなされていないが、少なくとも心の理論の歪みと脱抑制型の愛着障害行動との関連はみられなかった。

心の理論などメンタライジングの歪みや障害は対人暴力など外在化する行動障害と密接に関連するが、アタッチメント以外の関連要因も想定する必要性が示されている（Kay & Green, 2016）。ラターは、無差別な親密さなど脱抑制型の愛着障害行動が治療的里親ケアによっても変化しにくいという知見や、ハイリスク人口でのアタッチメント研究でみられたアタッチメント対象ではなく見知らぬ他人の前で情動制御不全行動を示すInsecure-Others（他者への不安定性）カテゴリーの存在を報告し、社会的関係性とその障害は幅広く、二者関係のアタッチメント形成と関連する領域以外の子どもの性差、生得的な特性など幅広い保護要因を考慮する必要性を強調している。メンタライジングと精神病理の関連についても、発達精神病理学の視点から長期的で包括的な検証を行う必要がある。

おわりに

メンタライジングは、そこから数多くの臨床技法が導き出され、精神療法や心理社会的介入の共通要素をなすものとして多領域に取り入れられることを目的として考案された臨床概念である。近年では、メンタライジングに基づくアプローチを、子育て支援（Kalland et al., 2016）、社会的養護の下にある子ども（藤岡, 2015）、発達障害特性をもつ青年の支援（松崎ら, 2016）など

子育てや発達の臨床にかかわるさまざまな領域で活用することを目指した実践報告が増加している。なかでも乳幼児精神保健の臨床においては、アタッチメント関係における母子双方のメンタライジングを修復・育成するというプロセスはまさに現在進行形であり、予防的意義をもつ課題である。そこでは、メンタライジングの概念は、臨床乳児と観察乳児のアクチュアルな出会いの場において双方に適用可能な足場となる社会実践的な有用性をもつと考えられる。

　乳幼児期の母子への実践例として、フォナギーらの研究グループの一人であるスレイドら（Slade et al., 2005）による養育者の内省機能の強化を目指した母子訪問支援プログラムMinding the Babyが挙げられる。またオールズら（Olds et al., 1998）は、米国での母子訪問によるペアレンティング支援プログラムがメンタライジングを強化するというエビデンスを示している。

　臨床研究においてメンタライジングの概念を導入することによって、発達心理学・脳科学の先端的な検証を経た知見を、一者心理学ではなく二者心理学の言語に翻訳し、関係性臨床へと活用できる可能性が示されている。これは、関係性臨床の実践から得られた成果や新たな視点を科学的に検証するという双方向の道が開かれることにもつながる。この意味では、今後の臨床研究においてメンタライジングに関連する記述用語や概念および評価方法をいかに統合するかという課題がある。たとえば内省機能を評価する手続きは、成人アタッチメント面接におけるコーディングなどの経験を踏まえる必要がある。その他の子どもに関連するアタッチメント表象を評価する半構造化面接を含め、標準化された評価方法として現在臨床で利用できるものはない。今後、乳幼児精神保健にかかわる国内の臨床研究で広く用いられている敏感性や情緒的応答性といった関係性の評価尺度や、乳幼児の社会認知や関係性発達の諸指標との関連による一連の併存妥当性・予測妥当性、構成概念としての妥当性の検証の手続きによって基礎づけられることにより、メンタライジングがさらに確実な臨床実践の一領域となることが期待される。

第11章　メンタライジングの発達と乳幼児精神保健　　**161**

第12章

思春期・青年期の事例を通じて
学び・教えること
──何が知識と経験を共有する過程を支えるか

はじめに

　臨床を学ぶこと・教えることは、学び手と教え手のあいだ、あるいは個人のなかの学ぶことと教えることにかかわる諸体験間の不可分な相互作用過程である。思春期・青年期臨床の実践では、青年の分離個体化や自己の確立過程という心理社会的な課題をめぐって、家族の世代間境界の問題を取り扱う場面がしばしば生じる（生田, 2006）。そこでは教え手としての親と学び手としての子どものあいだの硬直化した葛藤的な関係性が、治療的な意義をもつ一時的な役割逆転や混乱という揺らぎを経て、新たな関係性へと変化する過程がみられる。その過程は、問題を抱えた家族に対する教え手である治療者・支援者が困難を乗り越えつつある事例からの学び手となる、あるいは治療チームのなかでは臨床技法の学び手である治療者がチームに対して事例のもつニーズを代弁する教え手となる、そうした2つとない「臨床の瞬間（Nodal Point）」（山下, 1999a）と重ね描きとなっている。
　思春期・青年期臨床において「教えること」が成り立つのは、まさにこの

163

ようなユニークな臨床の場、そこで出会った事例、その家族、一緒にかかわった治療スタッフ、スーパーヴァイザーとで共有し合った経験の総和が臨床知として伝承される瞬間であろう。本章では、フォーマルな知識の学習の場としての教育研修システムと、思春期・青年期臨床の実践知が伝承される場との相互浸透の観点から検討を行いたい。

児童思春期精神医学の教育・研修システムと
思春期・青年期臨床の現状

　児童思春期の精神保健問題に対する社会の取り組みがクローズアップされ、外来・入院診療体制や関係領域の連携、人材育成のシステムが検討されている（奥山, 2014; 柳澤, 2006）。その過程で私たちが児童思春期臨床を教え・学ぶ教育研修のあり方や臨床実践の場も大きく変化してきた。

(1) 児童思春期精神保健サービスの教育研修システムの検討

　九州大学病院では、子どものこころの診療部の設置に伴い、児童思春期精神医学の専門研修システムのあり方について、ロンドン大学モーズレー病院の児童青年精神医学マスターコースを担当する講師陣を迎えて教育セミナーを開催した。臨床講義や症例検討、ロールプレイなど、モーズレー病院の臨床研修方式の紹介と併せて、国内の教育指導にあたる専門家も参加する教育セミナーを5年間にわたり継続した（山下・吉田, 2014）。

　初年度の国内の専門家によるパネルディスカッションでは、国内の教育研修システムの現状から、明確なプログラムによる系統的な知識の共有、臨床経験の受け皿の整備が、課題として挙げられた。また、エリック・テイラー教授によるモーズレー病院や諸外国における研修内容との比較文化的検討では、英国の研修プログラムは臨床サービスの均てん化を目指したコンピテンシースキルベースであり、ケースマネジメントを重視していることが示された。その結果、英国では地域ごとに児童思春期精神保健サービス（Child and Adolescent Mental Health Services：CAMHS）として多職種治療ユニット

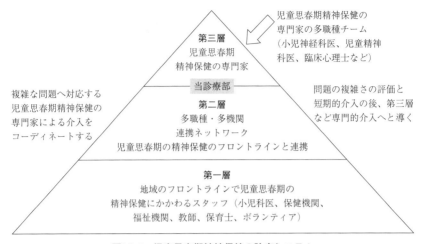

図12-1 児童思春期精神保健の診療システム

が設置され、一般医（GP）をはじめとする階層化されたステップドケアのシステム整備は進んだ一方で、個々の治療スキルは不十分な多職種の専門家が増えていると分析された。

　国内でも同様に、厚生労働省が子どもの心の診療について三層から成るスキーマを提示した（図12-1）。現状として、フロントラインである第一層のプライマリケアシステムと、第三層のさまざまなスキルと経験をもつ専門家は充実している一方で、そのあいだをつなぐ第二層の人材不足が指摘された。これは、英国の多職種によるケースマネジメント中心の取り組みの結果とは対照的な状況である。国内の子どもの心の診療の第一層では、早期発見・介入を目指した母子保健や小児医療の取り組みや、虐待予防に向けた児童福祉領域を含む要保護児童地域対策協議会の設置など、地域単位の多領域連携システムが進展している。これらの状況は、子どもの心の診療における診断と治療技術の均てん化・包括化の流れを後押しするものである。一方、国内の第三層の臨床経験豊かな専門家の充実は、児童精神科治療施設でのひきこもりや行動障害を伴う重症・困難事例に対する入院治療やアウトリーチを含む、齊藤らのいう「総力戦」による臨床実践を通じた人材育成によるところが大きいであろう（齊藤, 2005; 2010）。その臨床実践は長期的な治療やケ

アを支える関係性の深化と個別化により可能となり、個々の治療者が未分化な個別の経験を統合し、臨床知として内在化させていくプロセスが不可欠となる。そして第二層の臨床実践では、前者の包括的な診療システムに沿ったスキルとともに、後者の個別化した関係性の構築・維持を通じた臨床経験の深化に裏づけられた臨床スキルも必要になる。

(2) 思春期・青年期臨床で学ぶスキルとは

思春期・青年期事例の治療にはチームであたることが多く、子どもの内的世界において各支援者がどんな役割・機能をもつかについて支援者同士の理解を共有する多職種協働の力動的理解が実践的スキルとして必須となる（狩野, 2009）。とくに長期にわたる困難例では、役割逆転・再演などアタッチメントとトラウマに関連して生じる問題への気づきも重要な視点である。また家族への介入において、危機状況に注目し、親機能の回復のために、共同治療者として心理教育のフォーミュレーションやエンパワメントを提供する肯定的で協働的な臨床態度も、思春期臨床に特徴的なスタンスである（中村, 2007）。さらに、支援ネットワークを駆使して職種により異なるアプローチを統合し、発達的視点の提供と促進的環境に配慮しながら子どもの居場所・目標を明確化していく諸技法も、思春期・青年期のひきこもり臨床から編み出された臨床作法とフォーミュレーションの技術といえよう（近藤他, 2004; 近藤, 2001）。

諸外国の教育研修の内容をみても、知識としての研修項目は体系化されている一方で、このような臨床態度や作法、実践的スキルに関する項目は限られている。普遍的な知識の習得と個別的な経験に基づくスキル体得の過程を統合することが、思春期臨床を教えるうえでの課題であろう。

(3) 思春期・青年期臨床の最近の動向

前述の教育・研修と人材育成の場となる思春期・青年期臨床の最近の動向を検討する。

筆者の所属する大学病院など地域の公的な診療機能を分担する総合病院の児童思春期外来は、第二層の包括的な診断フォーミュレーションとケースマ

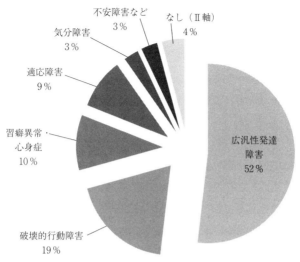

図12-2　九州大学病院子どものこころの診療部受診例の主診断（DSM-Ⅳ、Ⅰ軸診断）

ネジメントを学ぶ場として格好の機会を提供しうる一方、地域における子どもの心の診療の受け皿や病院側の専任スタッフが不十分な場合には、予約待機期間が延長され、もっぱら神経発達障害の診断評価に特化した外来となる傾向にある。神経発達障害の事例に対する包括的な診断評価や心理教育とパッケージ化された支援プログラムへの導入が子どもの心の診療の主要部分となり、診断評価を中心とする外来での対応は、学齢期を中心とするニーズに応えたものとなっている。しかしながら、神経発達障害においても、思春期・青年期の事例は社会文化的および心身発達の移行期にあり、成人期の精神医療へのキャリーオーバーも含め、個別の複雑化した状況や危機介入のニーズがある。

　当院の外来受診例のDSM-ⅣにおけるⅠ軸診断は、広汎性発達障害（PDD）52％、破壊的行動障害（DBD）が19％であった（図12-2）。DSM-5では神経発達障害として包括されるようになったPDDとDBDを合わせると7割近かった。PDDとADHDを含むDBDの併存はしばしば経験されるため、PDD／DBD併存群として児童思春期の神経発達障害の臨床プロフィー

第12章　思春期・青年期の事例を通じて学び・教えること　**167**

ルを検討した。初診時年齢では、PDD群は各年代に分布するのに対し、DBD群およびPDD／DBD併存群は就学時と思春期に明らかに増えていた。また他の情緒行動面の問題として、PDD群では思春期に向けて外在化する問題の併存が減少する一方で、不安・抑うつなどの内在化する問題が増加していた。発達障害特性のパターンと併存状態には特異な相関がみられ、PDD群では受診年齢が高く不安、不登校、ひきこもりを主訴とし内在化傾向が目立つ一方、DBD群では学業不振、学級内での不適応の外在化傾向とともに学習障害も高い割合で併存していた。PDD／DBD併存群では、学内での不適応などの外在化傾向とともに、後で示すⅣ軸の心理社会的ストレス要因として家族機能不全が多く、DBD群と共通する特徴があった。Ⅳ軸の心理社会的リスク要因は、PDD群では学校・地域での学業、対人関係の問題やいじめがストレス要因となる例が多い一方で、DBD群およびPDD／DBD併存群では家族の離別や養育者の精神疾患、虐待・ネグレクトなどの家族機能領域の深刻なストレス要因（社会的不利）が多くみられた。児童思春期精神保健の専門外来であることを反映し、Ⅴ軸の社会生活機能では、各群とも中等度以上の機能障害を示すものが大半であった。

このように不安・抑うつ、行動障害などの併存症や心理社会的リスク要因のプロフィールをみると、発達障害特性を伴わない思春期・青年期症例に共通する治療課題や支援ニーズをもっていることが明らかになる。

⑷ 移行期としての思春期・青年期に必要な支援とは

PDDのある人の特性を説明する概念としては、心の理論、弱い中枢性統合、自己組織化に必要な実行機能などの神経発達モデルが示されている。ADHDやDBDの特性に関してもTriple Pathway Modelなど包括的な神経心理学モデルが提唱され、脳科学的アプローチによる検証が進んでいる。その一方で、思春期・青年期の神経発達障害をもつ当事者と家族のQOLを考えると、移行期としての個別的なニーズがある。

心理社会的発達の移行期では、新たな社会的状況の要求に直面して生じた不適応を契機に精神科臨床の場を訪れる事例が急増する。神経発達障害の中核症状による機能不全の思春期・青年期における現れ方を、発達精神病理学

的なモデルから理解することが必要となる。同時に思春期・青年期では、神経心理学的特性のみでなく個人的経験やパーソナリティなど個別的な次元での理解も重要である。

　移行期の心理社会的支援のニーズを端的に表すものとして、不安・抑うつ症状の併存がある。古典的な診断学上のオーバーラップに加え、スペクトラム概念に対応して、サブクリニカルな発達障害特性をもつあるいは高機能自閉症の成人例で、うつ病治療が有効なサブグループが指摘されている。また不安・抑うつ症状をもつ子どもや青年の調査でも、高い割合で神経発達障害の症状項目がみられることが報告されている。発達障害の支援においても、思春期・青年期では、不安・抑うつなど気分障害の併存状況を理解し軽減を図ることが重要な臨床的課題となっている。

　併存状態の理解には、当事者の自伝的著作の多くにみられる自己やパーソナリティの発達と抑うつとの関連についての記述が参考となる。テンプル・グランディンやドナ・ウィリアムズは、前思春期から思春期にかけて自己意識が生成展開する過程で、強い不安や抑うつを体験したと回想している。ウィリアムズは、さまざまな形の情動障害を、自閉スペクトラム症（ASD）をもつ人にとってたしかな意味を把握しづらい社会的情報への曝露に対する防衛的反応と捉え、曝露不安（Exposure Anxiety）と総称する。高岡ら（2005）の青年期の症例報告では、単なる周囲との違和感にとどまらず「自分と世の中のあいだに暗闇が口をあける」「白昼夢のような内面世界が一変し」、「暗黒の時間」と「空白の２年間」が続いたという記述がみられる。子どもと認知行動特性を共有する養育者との相互作用から特異的な成育環境が構成され、併存症状の発症準備状況を形作ることが考えられる。このような発症準備状況を個人の傾向としてみると、思春期・青年期のライフステージでは、神経認知発達とパーソナリティ傾向には重畳する部分が大きい。これに内発的な発達の節目に構造的にセットされたライフイベントが重なり、不安・抑うつを発症すると考えられる。

　以上のような発症準備状況の全体は、これまで自己の形成過程における“思春期危機”として臨床的に定式化されてきたものと同義であり、神経発達障害が中心となりつつある臨床の現状においても、思春期・青年期臨床の

基本的なフォーミュレーションが中心的な意義をもつことを示している。すなわち神経発達障害をもつ人の多くが出会うストレス状況への対処においても、その人が発達過程で形成している自己概念、また社会状況における自己・他者理解や関係性を読み解くメンタライジング機能が、内的な資源として重要になる。ホブソンらは、ASDをもつ人の自己・他者体験のあり方などの間主観性を障害の中核となる側面と捉えてきたが、脳科学的なアプローチの対象としてもっぱら社会認知に注目してきた研究領域でも、近年は自己に関連する認知機能や自己表象のあり方に目が向けられている。臨床的にも、他者との関係から形成される主体感覚や多面的な自己価値のあり方の理解は、神経発達障害をもつ人の社会参加を支援するうえで重要な課題である。

　また他者の意図、思考、感情を理解するメンタライジング機能には、社会的認知に加えて、アタッチメントパターンの形成を通じて獲得される内的作業モデルという2つの側面がある（本書第11章）。ASDをもつ成人においてもアタッチメントパターンの研究がなされ、無秩序なアタッチメントパターンと情動制御の問題が関連していること、安全なアタッチメントパターンと安定した自己表象はレジリエンス要因となることが示されている。神経発達障害をもつ青年の移行期の臨床実践においても、障害特性や問題行動と見なされてきた事象のなかにアタッチメントに由来する側面を読み取り、肯定的に応答できる感受性と態度が要請される。それらは思春期臨床の経験を通じて伝承されるべきものである。

思春期・青年期臨床の学びの過程を促進する要因

　危機と安全の内的表象にかかわるアタッチメント理論は、危機状況にある若者や家族と向き合う過程でも有効な認識の枠組みとなりうる。筆者自身の臨床経験においても、アタッチメント理論は思春期事例の治療的変化とそこから得られた臨床知を"伝承"する、学び・教える過程を共通して支えるものであった。そこで筆者が思春期臨床について学んできた過程を振り返りつ

170　　第3部　精神科臨床の共通要素としてのアタッチメント

つ、"教えること" について、アタッチメント理論の観点を中心に考察したい。

(1) 思春期臨床の初期研修と症例の経験から

筆者自身の初期研修は、精神科医として、大学病院の精神科病棟で統合失調症や重症の強迫神経症などの典型的な精神疾患の入院治療にあたるとともに、児童思春期外来で初診ケースの予診や症例検討に参加することからスタートした。ここでは精神分析的精神療法や家族へのシステミック・アプローチについて初歩的なスーパーヴァイズを受けることもできた。その後に研修を受けた児童精神科治療施設（当時の国立肥前療養所）の児童思春期病棟では、摂食障害、家庭内暴力、被虐待児など複雑な心理社会的背景をもつ事例の入院治療を経験した。治療技法として森田療法、行動療法的家族療法、親訓練について専門的なスーパーヴィジョンを受けることができたが、思春期臨床に関しては家庭内暴力などの行動障害をもつ症例への入院森田療法の経験が何より大きな学びの経験となった（山下, 1999a）。

当時の治療経験を振り返ると、入院森田療法がもっているアタッチメント形成を促進するような家族的治療構造の重要性にあらためて気づかされる。森田療法では、絶対臥褥から作業期へと段階的に移行する行動制限のある治療環境において、思春期症例と主治医・スタッフとがかかわり合うこととなる。それは、あたかも乳児期からタドラー期の関係性を再体験するかのようであった（山下, 1999b）。導入期の治療構造から生じるアタッチメント再形成（再組織化）の過程を基盤として、自然な教育的（Natural Pedagogical）スタンスで関与することが可能になり、段階的に社会的学習へと開かれ・導かれる道筋を辿った。

冒頭にも触れたように、思春期臨床の複雑なケースを読み解き、治療的関与を行うための基本的なフォーミュレーションとして、分離個体化危機と第二の個体化過程の視点（生田, 2006）が全体を見渡す指針となった。思春期症例の家族が直面する困難を、アタッチメント対象の移行が青年にとっての危機となり、アタッチメントシステムが過賦活化する過程で示される矛盾したあるいは無秩序なアタッチメント欲求が保護者にとっての"脅威"とな

り、感受性（メンタライジング機能）の低下を引き起こす、という悪循環として理解すると、介入の道筋を見出すことができた。このような関係性発達の視点を土台に、自己意識と同一性の形成、自立に向けた探索行動と自己信頼を獲得する過程、新奇性追求とリスク行動の高まり、といった個別の発達課題を参照することで、治療的環境における各段階の活動目標の設定がユニークでまとまりあるものとなった。多様な発達課題に対し諸理論を統合して症例に向き合うためには臨床家としての主体感覚（Sense of Agency）が求められるが、入院森田療法の治療構造による信頼形成の過程に関与していることが、曲折の多い過程で筆者が治療者としての主体感覚を維持することを支えていた。

　思春期臨床では、個々の事例が差し出す危機に向き合い、発達課題と病態水準の理解を統合してケースフォーミュレーションを提供し、治療同盟と信頼形成の過程で家族と医療・教育・福祉など移行期を橋渡しするネットワーキングを展開することが求められる。その多面的な実践にあたっては、さまざまな診断学的知識と治療的アプローチを折衷して運用することを要請される。しかしながら、それぞれのアプローチの明示的な知識や技法の習得に先だち、治療経験の“あるがまま”を共有する場と多様な経験を統合する包括的な認識・治療的アプローチの共通因子（Common Factor）を体認することがまず必要となる（Fonagy et al., 2013; 黒木, 2016)。それは暗黙的な臨床知とされてきた文化的知識であり、その伝承こそが「思春期臨床を教えること」に他ならないと考える。

(2) 臨床経験の伝達における Epistemic Trust の観点

　暗黙的な臨床知・治療技法の共通因子の伝承を考えるに際して、思春期臨床の治療経験そのものが多くのことを教えてくれる。危機状況における不安定な情緒発達の基盤をもつ事例では、治療的環境における間主観的体験を通じて変化し新たな認識を得ることの困難さがみられる。フォナギーら（Fonagy et al., 2017）は、治療がもたらす新たな知識への不信と警戒の心的態度、すなわちEpistemic Mistrust（他者の認識への不信）による硬直性の起源を、アタッチメントの形成過程にあると考える。乳幼児期の急速な社会学

習を支える基盤は、早期の母子関係にみられるアタッチメントの安定性（安全感）に支えられている。それは双方が注意の共有に傾注し、アタッチメント対象の示すOstensive Cue（乳幼児を引きつけ、学習を促進する手がかり）に導かれて、子どもが不明瞭な文化的知識のなかから何を信じるかを適切に選択できる、いわば関係性の柔軟さである。治療のNodal Pointにおいても、アタッチメントの再組織化とともにEpistemic Trustが形成された時が、社会的学習のチャンネルが開く瞬間となる。

　同様に、臨床経験の伝達すなわち"教えること"は、ユニークでまとまりある主体として学び手に向き合う教え手の側の伝承的態度と、学び手の主体感覚や新しい知識に開かれた態度とが出会う場において可能となる。多様な臨床的経験の伝達と統合のためには、普遍的な知識の提示に加えて、治療文化コミュニティとの個別のつながりを基礎におくEpistemic Trustの形成が求められる。思春期臨床の場で治療共同体として経験を共有し、その真正さを承認する相互作用の瞬間を提供し続けることが、教え手の役割であると考える。

補　章

カナダ・ブリティッシュコロンビア州の
児童福祉
──トラウマからの回復と子ども虐待の予防に向かう
　　レジリエントな文化の創造

はじめに

　世界の児童福祉政策は、1990年の「子どもの権利条約」発効から四半世紀を過ぎた今、大きな変革の時を迎えている。日本国内でも、1994年の同条約批准以降、児童福祉法の度重なる改正などにより権利主体としての子どもが位置づけられ、これを保障する取り組みが児童福祉の具体的な目標となった。2005年、国連・子どもの権利委員会で採択された一般的意見7号では、乳幼児の権利について理念のみならず実践の領域にまで及ぶ具体的な内容が示され、実現に向けた積極的なアジェンダの構築が奨励されている。

　21世紀の国際的な目標となった子どもの権利保障は、精神疾患のある人への社会的公正の取り組みにおいても重要事項であるとして、2016年の世界精神医学会（WPA）、2017年の米国精神医学会を初めとする諸外国の精神医学会から意見表明（Position Statement）がなされた。乳幼児精神保健に関する国際的な学術団体の1つである世界乳幼児精神保健学会（WAIMH）ではいち早く一般的意見7号を取り入れ、2014年に「乳幼児の権利宣言」を

175

決議している。そこでは、子どもの権利の保障はその人生のスタート時点で開始されなければならないことが強調されている。

とりわけ乳幼児の権利宣言第2項［注1］にある継続的なアタッチメントのニーズに関する内容は、児童福祉と社会的養護の主要な目標が「パーマネンシーの保障」であることを再認識させるものである。これらはまた、わが国の2016年児童福祉法改正の眼目である①児童福祉法の理念の明確化として保護者を支援するとともに、家庭と同様の環境における児童の養育の推進、②虐待予防に向けた妊娠期から子育て期までの切れ目ない支援を行う母子健康包括支援センターの設置、③虐待を受けた子どもの自立支援として一貫した里親支援や養子縁組里親の法定化、養子縁組の相談・支援の推進、にも対応する。このような視点からカナダの社会的養護を概観すると、子どもの権利条約批准後、子どものためのパーマネンシープラン（永続的計画）を中心に据えて児童福祉関連法［注2］が各州で定められ、改訂が重ねられている。パーマネンシープランは、子どもが複数の里親などに委託されることなく、アタッチメントのニーズに見合った一貫した情緒的絆を築けるような家庭的養護のもとに処遇されることが重要であるという理念に基づくものであり、社会的養護において処遇が決定される際の根拠となる。

子どもの権利保障において敏感で応答的な養育（Nurturing Care）が提供されることの重要性は国際的な共通認識、目標となったが、そのパーマネンシーの実現に向けたアジェンダには国や地域ごとの文化や社会経済状況に応じたフォーミュレーションが求められる。アタッチメントの精神医学における理論的枠組みを築いた英国のボウルビィやカナダのエインズワースは、このような多文化の視点を当初から重視してフィールドワークに取り組んでいた。

筆者は2016年の第42期資生堂社会福祉事業財団児童福祉海外研修において、カナダ・ブリティッシュコロンビア州（BC州）を訪れた。そして「児童福祉システム」「妊娠期からの母子保健」「自立支援」「アドボカシー」を柱として社会的養護の現状を視察し、それぞれの領域においてアタッチメントに関連する精神医学がどのように受容され、実践のなかで運用されているかを検討した。本章では、各領域における重層的な介入を支え多元化するア

タッチメントの精神医学の現在を紹介する。

BC州の児童福祉の歴史と現状

　子どもの権利条約の理念を根幹とする社会的養護を先進的に実現しつつあるカナダであるが、その子どもの権利擁護とアドボカシーへの確固とした取り組みは、歴史的な反省に基づいている。すなわち、過去も現在も、カナダにおける社会的養護には、先住民の児童福祉の問題が密接にかかわっている。

　カナダ建国前の英国自治領の時代から、先住民の子どもたちは、政府の同化教育の方針のもと、キリスト教会によって設立されたレジデンシャルスクール（寄宿学校）に親と分離され入所させられていた。これは、19世紀における歴史上の事実にはとどまらない。レジデンシャルスクールがカナダで最後に閉鎖されたのは1996年のことであり、100年以上の間、カナダ国内で先住民の家庭に生まれた子どもの約3分の1が、幼児期から家族と引き離され、レジデンシャルスクールで過酷といってもよい同化教育を受けていたのである（Fournier & Crey, 1997）。

　そして里親処遇が中心となった現在においても、社会的養護のもとにある（インケア）子どもの5〜6割が、全人口では約5％にすぎない先住民の子どもたちである。この事実は社会学、精神医学などさまざまな領域から検証され、母性や家庭的養育および出自とする文化・自然における営みが剥奪される苦痛の世代間伝達の証左として、反省とともに振り返られている。その一方で、歴史の過程で抱えたトラウマからの回復に向けた社会全体によるさまざまな取り組みは、歴史文化的にはまったく異なる日本の社会的養護のあり方を考えるうえでも、貴重な知恵を授けてくれるものである。

(1) BC州における児童福祉政策の変遷

　BC州における児童福祉は、先住民の社会的養護を中心に展開した。このことは、最初の社会的養護施設は1863年にキリスト教会によって開設され

た先住民（Sto:lo Nation）の子どものための入所施設であり、プロテスタントの子どもたちのための孤児院が設立されたのは1873年であったという経緯にも表れている。

1876年、カナダ自治領は、先住民の児童福祉の手段としてレジデンシャルスクールモデルを法制化し公式に導入した。1901年の児童保護法は、孤児院中心の当時の児童福祉において国が後見となることを定めたものであったが、先住民の子どもたちはインディアン法のもとに処遇され、同化教育は1980年代まで継続した。第二次世界大戦後の経済急成長のなか、カナダ国内の経済の不均衡も大きくなり、全世界的にも民族興隆運動が高まった。

米国でも、単親家庭、低所得家庭や非白人家庭の子どもがより多く社会的養護を受けており、不公正な措置が行われている実情が明らかになった。パーマネンシーと社会的公正に向け、連邦政府は1978年、米国先住民の児童福祉に関する法律を制定し、1980年に養子縁組支援と児童福祉に関する法律を整備した（澁谷, 2002）。

同時期、カナダでもケベック州などを中心に多文化主義運動が活発化した。このような状況下で1981年、BC州でスパラマチーン居留地の先住民と州政府のあいだで、児童福祉と児童保護に関する責任の委譲について合意がなされた。同年、1939年の児童保護法が家庭子どもサービス法に刷新された。これにより、親権停止処分の根拠は大幅に削減され、子どもが家庭を離れてインケアになることを予防するための家族支援を拡大することが目指された。

このようにカナダでも米国においても、先住民の児童福祉問題への反省と、社会的養護の視点の画期的な転換点は重なり合っており、北米の児童保護サービスは互いにケアの連続性を重視する理念を共有しているといえよう。

BC州では1984年に最後のレジデンシャルスクールが閉鎖され、1991年には、先住民が児童福祉の権限委譲と予算配分を受けることが州政府によって決議された。これに続いて1996年に、子ども家庭コミュニティサービス法（Child, Family and Community Service Act: CFSA）が発効された。これは同年に子どもの権利条約がカナダ国内で批准されたことに強く影響を受けたもの

であった［注3］。同時に新たな養子縁組法（Adoption Act）が施行され、先住民による伝統的な養子縁組も認められた。

　子どもの育ちの過程が親、家族、地域の文化から分離され、個のライフヒストリーにおける同一性と連続性、かけがえのない自分らしさの感覚を喪失することから生じるさまざまな心理社会的問題を踏まえ、現在のBC州の児童保護サービスの根幹は、ファミリープリザベーションと前述のパーマネンシープランにおかれている。

　ファミリープリザベーション（家族保全）とは、子どもが育つ環境としての家族の構造や子育て機能を丸ごと支え、守り、維持することである。そこでは親子分離の危機にあたって家族が損なわれないようにするために、さらに家族成員相互の役割と責任を維持するのを助けるべく、知識、資源、支援、ヘルスケア、人間関係スキル、そして構造を提供する計画的努力が行われる（中村, 2014）。長期的な家族支援による予防的取り組みとは異なり、家族の危機的状況に対して短期的かつ集中的に行われる点では、二次予防として位置づけられる。このような家族への危機介入と再統合への努力が子どもの最善の利益において優先順位の最上位を占め、ケアの連続性を中断させない拡大家族による代替養育や養子縁組の推進がこれに次ぐ。このような社会の取り組みの構造全体が、危機にある子どもと家族にとってのパーマネンシープランとなる。BC州の児童福祉の現状は、子ども虐待の発見システムの構築と、子どもを保護する受け皿としての適切な里親ケアを整備する段階からさらに進んで、子どもと家族にとってのパーマネンシーと、予防的な取り組みとしての母子・家族支援を中心とする段階に到達している。

　さらに代替養育においても、子どもの発達をホリスティックな概念として捉え、先住民族の家族およびコミュニティの一体性を保護する効果的な措置をとることとされている。そこで尊重されるべき先住民のアイデンティティのあり方として、子どもを中心におき、その周りを家族、長老、土地が同心円状に取り巻くスキーマが示されている（図13-1）。

(2) カナダにおけるアボリジニ──先住民文化の回復と再生のプロセスから学ぶこと

ロイヤル・ブリティッシュコロンビア博物館では、大きなスペースを使っ

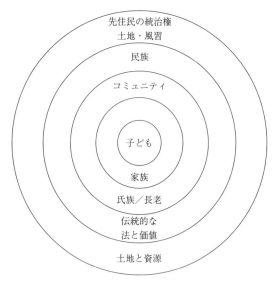

先住民自身の統治権に向けたモデルの中心には子どもがある。みずからの土地に住まい、コミュニティの長老と家族に守られる。

図13-1　BC州先住民の統治権とアイデンティティ
（Union of B.C. Indian Chiefs, 2002）

て先住民の近代史と言語文化の再生プロジェクトが展示されている。なかでも後に「悲しみの学校」と呼ばれたレジデンシャルスクールの歴史は、もっとも重要な事実として取り上げられている。同化教育の大義のもとカナダ政府と教会によって設置・運営されたレジデンシャルスクールは、先住民の固有の生にさまざまなレベルで剥奪と喪失をもたらした歴史を象徴するものとして、"Loss of Resource, Loss of Connection, Loss of Children, Loss of Language" という印象的なフレーズに要約されている。

　19世紀末から20世紀初頭にかけて、カナダのレジデンシャルスクールでの死亡率は40％に上ったにもかかわらず、5～15歳の先住民の子どもたちはレジデンシャルスクールに入学し生活することが義務づけられた。そこではみずからの母語を禁じられ、用いると厳しく罰せられた。前述のようにBC州では1986年に、カナダ全体では1996年にすべてのレジデンシャルスクールが閉鎖されたが、その歴史は先住民の子どもたちに対する虐待と放任で

あったとして、スティーブン・ハーパー前首相が公式に謝罪したのは2008年のことである。

19世紀以来、先住民は開拓者との競合のなかで、親しんできた風景や生活の糧を失うだけでなく、レジデンシャルスクールなどの施策によって、固有の文化、そして文化を伝承する家族の絆と言語を喪失していった。先住民の言語文化再生プロジェクトでは、母子の愛着の絆を象徴する「マザリーズ」のような母語の響き、それを包み込む家族や親族の会話、語りによって伝承される生活の知恵や癒しをCradle of Language（言語のゆりかご）と呼んでいる。このゆりかごの剥奪による子育て文化の伝承の破綻は、何世代にもわたって深刻な影響を及ぼすことになった。

(3) 歴史的トラウマの認識に基づく重層的な介入

20世紀末に行われたカナダ国内のメンタルヘルスの疫学調査において、先住民、イヌイット、その他のカナダ国民について精神保健問題の有病率を調べたところ、イヌイットは他のカナダ国民に比べて6～11倍、先住民は2倍の自殺率を示した。とくにイヌイットの人口1万人中135件という数値は、世界的にももっとも高いものであった。自殺企図について比較しても、カナダ全体では女性4％、男性2％に対し、先住民のグループでは女性19％、男性13％であった。既遂と未遂に性差がみられる点は共通するが、頻度の差は明らかである。とくに自殺の頻度の高い15～24歳の青年期を比較すると、先住民の若者は全国平均の5～7倍の自殺既遂率であり、親族に自殺歴があるか親がレジデンシャルスクールで生活したという生活史がある場合にとくに高かった。

うつ病の罹患率については、先住民の成人では全国平均の2～3倍と高い一方で、イヌイットでは全国平均以下という他の傾向とは矛盾する結果となった。しかし自殺率の高さからみて、イヌイットでは、アルコールなどの物質依存や暴力の問題等によって、うつ病の問題がマスクされている可能性が高い（Kirmayer et al., 2000）。アルコールなどの物質依存は、BC州の先住民では重大な問題となっている。先住民では一般的に日常の飲酒習慣はカナダ全体よりむしろ少ない一方で、飲酒が依存につながる率が高いことが示され

補　章　カナダ・ブリティッシュコロンビア州の児童福祉　**181**

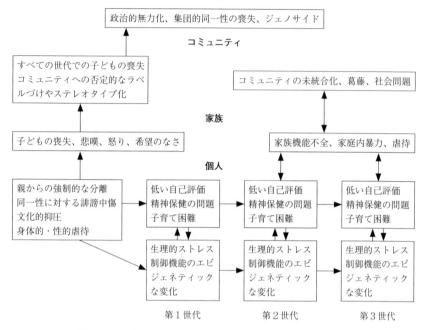

図13-2 歴史的トラウマの世代間伝達 (Kirmayer et al., 2014)

ている (Burd & Moffatt, 1994)。さまざまな喪失がもたらした苦悩への自己処方としての嗜癖・依存の問題は、インケアの青少年や若年の妊婦においても重大な課題として取り組まれている。その実例のいくつかは後述する。

このような疫学的事実や精神医学的・社会学的なケーススタディから、キルマイヤーら (Kirmayer & Crafa, 2014) は、北米における先住民のメンタルヘルスの問題を、米国・カナダ政府が行った植民地化・文化的抑圧と圧制による「歴史的トラウマ」と位置づけた。そして欧州のホロコーストが生んだ甚大な人間精神への災厄と同等のものとして検討した。その結果、先住民の苦悩についての精神医学的・心理学的分析と社会学的言説の集積・融合によって、暴力の形態は変わっても、トラウマ反応のあり方は人類共通であることが示された。

現在カナダではこの認識から出発し、構造的・組織的暴力の世代間伝達の

機序を明らかにし、回復への道筋を見出そうとする試みが広がっている（図13-2）。植民地化の過程がコミュニティの弱体化をもたらした状況において、尊厳とケアでつながるコミュニティの再獲得、個人と家族のウェルビーイングに向けたアディクションケアなど、社会・文化・心理的介入が重層的に実践に移されている。

　社会的介入としては、権利の返還、賠償と尊厳の回復に向けた真実和解委員会の設置、および社会的養護システムを決定・運用する権限の先住民コミュニティへの委譲（後述）がある。また、先住民の文化の実践そのものを、スピリチュアルな次元での尊厳の回復につながる治療的介入として価値づけ尊重する、メンタルヘルスの問題への文化的フォーミュレーション・介入がある。これは、個人と集団の癒しやレジリエンスの回復に向けた社会による取り組みである。一方で、歴史的トラウマ概念の主唱者として心理社会的介入に取り組んできたのは、もっぱら精神保健の専門家たちである。その試みは、複雑性トラウマとしての広範な精神医学的問題や、それらが世代間に伝達される実情を明らかにしてきた。とくに中断された愛着と複雑性トラウマという心的外傷理論は、世代を超えた広範な心理社会的困難を精神医学的問題としてよく統合する枠組みを提供している（Haskell & Randall, 2009）。複雑性トラウマ障害の鍵となる項目は以下の通りである。

・愛着の絆や関係性における中断・破綻
・情動制御の困難、感情や自我状態の調整における困難
・人間関係において信頼感をもつことの困難
・自己認識における否定的変化（恥の感覚など）
・世界・他者理解における否定的変化（スティグマ、孤立、社会の周縁にある無価値感）
・感情の鈍麻あるいは対処できない否定的感情を紛らわせるためのアルコールや薬物の使用
・人生や世界に対する意味の喪失

　複雑性トラウマは、個人や家族のミクロレベルにおける、小児期から続く虐待や放任の体験に対する外傷的ストレス反応として定義されている。先住民のウェルビーイングを損なっている多様な情緒・行動上の問題について

も、ストレス関連疾患としての複雑性トラウマ障害という医学的診断の枠組みに包括されることで、医学的な治療的介入が可能となる。その一方で、医療とヘルスケアシステムのなかで確立された言説（実用的現実主義）により、社会的な問題の過剰な医療化（Medicalization）や、保険医療制度内への規格化も生じる。これは先住民コミュニティが本来備えているスピリチュアルな癒しの文化とはなじまないものである。またインケアの先住民を取り巻く社会経済的な不公正さと、繰り返される喪失や希望のない状況は現在も進行している。社会的意味体系においても、先住民としてのアイデンティティの価値を低め、社会経済的な不公正を正当化する人種主義などの言説に直面している現実は、医療では解決できない側面である。

　一方では、重層的な困難を脱スティグマ化し、個別化された問題として対処するために、症状として明確化し医療化しようとする動きがある。他方、心理学的・精神医学的問題としてラベルを貼られた問題を再度社会化しようという自由と解放に向けた理想主義がある。これら科学的エビデンスと社会的理念とのあいだで揺れ動く複雑な交渉の過程に当事者はおかれてきた。この難問に対して現在のカナダ社会は、個人、家族、社会、文化のそれぞれのレベルでみられる問題を分断することなく重層的かつホリスティックに理解するという態度を選択し、実践している。この視点は、北米を中心とするDSM-5などの精神医学診断システムに対しても、医学的に主流である脳科学とエピジェネティクスの枠組みに文化的フォーミュレーションやスピリチュアルな次元の価値を取り入れた多元的共存主義として強い影響力をもち始めている（Kirmayer & Crafa, 2014）。

カナダにおける周産期の子ども虐待予防の現状
——養育困難の世代間伝達は妊娠期から始まっている

　現在、児童福祉は世界的に、家族支援や予防的対応へのシフトチェンジが進んでいる。そのなかで、国によって抱える課題は違っても、養育困難［注4］が世代を超えて生じ、親子二世代が社会的養護システムを繰り返し利用

するという共通の事態に多くの社会が直面している。カナダの先住民の女性にとってそれは子どもの分離（Child Apprehension）の世代間伝達であり、民族に伝承された、子どもを親から奪い去る魔物の物語の現実化である（Christensen et al., 2016）。

　子ども虐待への早期介入を推進しても繰り返される不適切養育の過程を分析すると、ライフコースのなかで妊娠・出産がターニングポイントとなることが明らかになる。そこで、予防的介入のターゲットとして、周産期の母子と家族が抱える困難がいっそう注目されている。日本国内でも妊娠期から子育て期に向けて切れ目のない支援システムを構築し、母子の健康を包括的に支援することが目指されている。実践においては、支援のニーズをもつ母子と家族にどのようにアクセスするかが第一の課題となる。

⑴ 地域における危機にある妊産婦ケアの取り組み

　マルセ国際周産期精神医学会では、母親のメンタルヘルスと安全な子育てのために、ユニバーサル・スクリーニングとして、心理社会的リスク要因のアセスメントと一般的な精神症状のスクリーニングを周産期のケアシステムに導入することを推奨している（Austin & Marcé Society Position Statement Advisory Committee, 2014）。しかし実際には、北米や先進諸国において、周産期医療の臨床スタッフが、精神保健問題のスクリーニングを忌避する心理的障壁が地域にあるのではないかという先入観をもっているために、それほど導入が進んでいない現状がある。しかしながら、カナダ・アルバータ州の妊産婦に対する電話面接による調査では、多くの人がメンタルヘルス支援のためのスクリーニングをむしろ期待しているという、ケア提供者側の先入観を修正する結果が示されており（Kingston et al., 2014）、コミュニティ全体での取り組みが今後いっそう推進されていくと考えられる。この意味で、周産期精神保健の地域全体での取り組みの状況は、日本と北米で大きな差はないと考えられる。

　筆者らが視察を行ったBC州のヴィクトリア地区では、妊産婦すべてに向けた精神保健のポピュレーションアプローチとして妊娠期からのユニバーサル・スクリーニングを、ハイリスクアプローチとしてメンタルヘルスの問題

補　章　カナダ・ブリティッシュコロンビア州の児童福祉　**185**

や心理社会的ニーズをもつ妊産婦向けの集中的（enhanced）支援プログラムを提供している。地域医療を担うアイランドヘルスオーソリティは両者のアプローチを包括し、Right from the Start という妊娠期から2歳までの継続的なプログラムとして実施している。

　前述した北米での周産期メンタルヘルスの状況を鑑みると、ヴィクトリア地区は北米でも先進的な取り組みを行っている地域である。そこではポピュレーションアプローチとして、エジンバラ産後うつ病質問票などの自記式質問票とともに、アルコール・喫煙など物質依存につながる不適切な健康関連行動についてのアンケートによるアセスメントが、妊産婦にかかわる地域の助産師、保健師によって行われていた。集中的支援プログラムでは、出産に向けた入院前からの病院との連携や短期的な介入、セルフヘルプ促進のためのカウンセリング、精神医療への紹介などが産後まで継続して実施されていた。また産後のサービスとして、退院して24〜48時間以内に電話や訪問によって母子とコンタクトをとることが全例に対して行われていた。さらにハイリスクアプローチとしては、後述するNPO団体が運営する、薬物等の物質依存や心的外傷をもつ女性に対する個別の支援プログラムが用意されている。地域で薬物依存や非行の問題に対してアウトリーチ活動を行ってきた支援機関がプログラムを立ち上げ、20年以上継続している取り組みもある。このように活気あるNPO団体によるハイリスクの母親たちへのケアプログラムの先行と充実が、カナダの特徴といえよう。

　ヴィクトリア地区ではさらに、地域での予防的なアウトリーチ型の取り組みとして、全米ではすでに取り組まれその有効性が実証されているナースファミリーパートナーシッププログラムが、若年の初産の女性を対象に2017年から導入される予定となっていた。

⑵ インケアの母親と支援者たちのチャレンジ

　カナダを含む北米諸国の周産期精神保健の取り組みで日本と大きく異なるのは、心理社会的ハイリスクの妊産婦に対する集中的かつ継続的な支援と、ケアのシステム・受け皿の充実である。ハイリスクアプローチの対象となる妊産婦は、望まない・予定外の妊娠、10代の妊娠、貧困や性暴力、ドメス

ティックバイオレンスの被害、薬物依存などのリスク要因をもつ女性たちである。このような女性は、出産に向けて安心して定住できる住居をもたない、いわばホームレスの過酷な状況におかれている場合も多く、安全な住居の提供を含むケアプログラムが州政府の援助・委託を受けたNPOや民間組織によって精力的に運営されている。先住民の女性の多くが、複数の心理社会的な困難を抱えている点で、このようなケアプログラムの対象となっている。

先住民を含むハイリスクの対象では、アルコールなど物質依存の問題が深刻であることは前述の通りであるが、周産期においては、胎盤を通じたアルコールや依存性薬物への胎児の曝露、心的外傷を受けるような脅威に満ちたストレス状況に女性がおかれた場合の心身への影響など、母子双方が大きなリスクに直面する。

カナダ国内で触法少年や物質依存の問題に長年取り組んできた非政府支援団体にBoys & Girls Clubsがある。この団体は、その理念や経験、スキル、アウトリーチ活動を通じて培った地域のネットワークを活かして、危機にある妊産婦と母子のケアに取り組んでいる。支援の内容は、アディクションケアの理念に基づき、ピアサポートとしての関係性と傾聴の態度を基本とする。一貫して寄り添い、批判や断罪（Judgement）をしない態度は、他の多くの支援団体にも共通している。それに加えて、貧困や暴力のリスクのなかで生き残るために有用な知恵とスキル、リテラシーをわかりやすく体系的な心理教育を通じて提供する。またトラウマケアに関する最新のエビデンスに基づく介入も共通しており、理解ある家主から提供された住居での生活を通じて、まず安全の感覚を体験し、さらに心理教育により困難な状況を乗り切るための安全な健康行動や生活習慣、対人関係を築くスキル、みずからの感情への気づきや制御の手立てを学んでいく。

心理教育の教材には、触法行為や物質依存につながりやすいリスク追求行動と、思春期の脳機能の発達過程との関連についての脳科学研究に基づく解説が含まれる。制御できない感情や自傷行為についての自己理解、有効な問題解決スキル、睡眠や食事のあり方がメンタルヘルスに与える影響等に関し、最新のエビデンスに基づく知見を取り入れた総合的なプログラムを、各

団体が用意している。たとえばBoys & Girls Clubsが提供するYouth Prenatal and Parenting Programは、15〜21歳のホームレスやインケアの状況にある若者が対象となる。支援対象者は自立のためのスキルとキャリアを獲得する過程にあり、妊産婦としてこの支援サービスを利用する。周産期の1年間を安全な環境で生活しながら、家主やアウトリーチスタッフによる一貫したケアと心理教育を受けることによって、ライフコースを前向きなものへと変えるターニングポイントとすることが目指されている。

　妊娠・出産・育児を通じて、女性が自分自身と子どもの心身の健康に向き合い、必要なケアや支援を受けることは、不適切な養育やトラウマの世代間伝達、社会的不利の連鎖を断つまたとないチャンスであることはいうまでもない。しかしながら、さまざまな心理学的・精神医学的な問題を抱えながら、社会的な自立と親になることの両者を短い期間に達成することの困難もまた大きく、周産期を超えて2〜3年間に及ぶ支援を必要とする母子も少なくない。

　BC州では、バンクーバーなど急成長する都市部では多様な雇用が創出され、それを獲得する機会も多い一方で、高騰する住居費などの経済的ジレンマを抱えている。筆者らが視察を行ったNPOの1つにAunt Lea's Placeがある。このNPOを設立した女性は、社会的養護の場を出た後にホームレスの危機に陥った母子の生活支援のために、住居つきの移行支援を提供してきており、里親でもあった。住居つきの移行支援は、急速に変化する社会経済状況の影響をじかに受けている。社会的養護が直面する社会経済的不公正に向き合い、周産期以降の母子の生活を支援する場の獲得に向けて、資金、支援者、住居を獲得するための精力的な広報活動が行われている。

(3) 里親による児童保護システムを支える乳幼児精神保健の実践

　周産期の社会的養護システムの子どもの側の受け皿に関しても、特別な子育てのニーズをもって生まれてくる子どもに対応できる知識と経験、スキルをもった里親が専門里親として資格化されるとともに、ニーズに応じた安全な処遇のための基準が明確に定められている。出産直後からの子どものニーズに合わせた対応は、周産期に受けた子どものダメージを最小化し、その後

の養育困難や発達の問題の予防につながる。

BC州では、専門里親は提供するケアによって3つのレベルに分けられている。筆者らが視察に訪れたレベル3の里親であるアンゲラ・ハッチ氏は、看護師としての専門性を活かし、医療サポートの必要な赤ちゃんを受け入れている。その多くが物質依存の母親から生まれた赤ちゃんである。アルコールを初めとするさまざまな依存物質に曝露された乳児に対応した経験をもとに、出生直後の中毒症状や離脱症状への医療的対応から、神経発達のアセスメントとその段階に応じた生活環境における刺激統制、愛着形成を促すかかわり、発達促進的な活動スケジュールまでを細やかなマニュアルにまとめている。このようにSafe Baby Programとして訓練を受けた専門里親がケアを提供している。

視察では、乳幼児精神保健の実践家であるエモン医師から、ケベック州モントリオールにおけるマギル大学乳幼児精神保健サービスの取り組みが紹介された。ケベック州はBC州とは異なり、保健福祉省の下に医療と福祉サービスが集約されているという特徴がある。そのサービスは一次から三次ラインの3段階に階層化され、各ラインごとに必要な専門性のレベルが共有されるため、小児医療、精神保健、児童保護サービスの円滑な連携が可能になっている。このシステムによって子どもの身体発育や関係性の問題、養育者の精神保健の問題までが共有され、親と子それぞれへの介入がなされやすいというメリットがある。

多職種による介入は、精神的問題の重症度や親子間のアタッチメントについて親と子、関係性の視点から十分な検討を可能にする。重度のアタッチメント障害など、子どもの側の特別なニーズと養育環境とをマッチングするために、里親の専門性の評価と同時に、親の側のメンタルヘルスやアタッチメントの問題の評価も行う。そのうえで、親向けの支援プログラムや、重度の反応性アタッチメント障害への専門的対応ができる乳幼児グループホームなど、重症度に応じた治療や支援サービスの処遇決定を支援している。カナダの児童保護システムにおいて、乳幼児期の子どもの特別なニーズへの対応を促進するために、乳幼児精神保健サービスは重要な役割を担っている（St-André et al., 2010）。

補　章　カナダ・ブリティッシュコロンビア州の児童福祉　**189**

⑷ 多世代に及ぶ物質依存からの回復に向けた先住民コミュニティの取り組み

近年北米では、心理社会的ハイリスクの若年層に蔓延する物質依存の問題が、子育て機能や胎児・乳幼児の発達に及ぼす影響についての医学的な知見が急速に蓄積されている。妊娠期のアルコール摂取によって起こる胎児性アルコール症候群（FAS）は、アルコール依存症に罹患した女性の子どもでは３分の１という高い頻度で見出され、重度の知的障害から視覚運動における協調運動の発達障害、不注意・多動などの問題まで、さまざまな程度の神経発達の障害やアンバランスを示す（Firestone et al., 2015）。神経発達の問題は、乳幼児期の身体や運動機能の発達から就学後の学習、思春期以降の社会適応まで、幅広く否定的な影響を与え続ける。無差別な親密さや多動・衝動性は不適切な性行動にもつながりやすく、さまざまな搾取や性被害への脆弱性ともなる（Doney et al., 2016）。

カナダの刑事司法においては、受刑者における胎児性アルコールスペクトラム障害（FASD）の罹患率の高さが明らかとなっている。BC州の12～18歳の触法少年においてもFASの頻度は23.3％と高く、入院治療のできる触法ユニットが必要となる事例も多かった。同じくBC州におけるインケア状況にある14～19歳の若者を対象とした調査では、FASの頻度は11.7％と推計され、インケアの半数を占める先住民の若者では18.8％、非先住民の若者では5.5％と差がみられた。児童思春期のFASに対するヘルスケアや刑事裁判、矯正システムのコストを試算すると、カナダ国内で97億ドルにも上ることが示された（Thanh & Jonsson, 2015）。

とくに北米の先住民では、開拓者が持ち込んだ致死的な感染症のパンデミックによる人口減少とともにアルコール摂取の習慣がコミュニティに浸透し、家族機能を麻痺させ、地域社会全体を弱体化させる要因となった。アルコールの過量摂取は現在でも親自身の健康問題や社会的機能障害の主要な原因となっており、その家庭で育った若者では思春期早期から飲酒を開始するなど、世代間に浸透する物質依存の問題として連鎖している。とくに若年女性の物質依存はリプロダクティブヘルスを脅かし、乳幼児の側のFASによる発育困難と親側のペアレンティングの障害とが重なり合って、社会的養護への過度の依存へとつながっている。ナットンらは社会精神医学の視点か

ら、この歴史的経過を北米の先住民コミュニティにとってのBig Eventと呼び、物質依存の問題を七世代にわたる歴史的トラウマの一部として位置づけ、その解決にはBig Solution（包括的な介入）が必要であると提唱している（Nutton & Fast, 2015）。

　前述の周産期の母子の支援団体も、母親への心理教育の重要な項目として物質依存やFASを取り上げるなど、これは公共に認識される言説となっている。同時に先住民のコミュニティでも、社会適応に困難を示す若者たちのFASの問題への気づきが高まっている。FASをもつ子どもたちは、肯定的かつ一貫して組織だった育児やしつけを必要とする。そうした育児やしつけを提供することが困難な親の側にも、FASの症状があることが気づかれ始めている。

　インケアの子どもと親の社会不適応や触法の問題、そして虐待や放任を、道徳や倫理の観点からだけでなく脳科学や発達医学の観点からも理解することは、当事者に特別なケアのニーズがあることの気づきを与え、生活環境やヘルスケア、教育システムに主体的に働きかけていくきっかけを提供し、当事者を含むコミュニティの力を高める（Fournier & Crey, 1997）。このようにBC州では、多世代にわたる先住民のFASに起因する特別なニーズへの対応と予防的活動が取り組まれ、カナダ社会に向けたアドボカシーの重要な一部となっている（Rutman, 2016）。

多様性が可能にする社会的養護における権利擁護とアドボカシーの推進

　1970年代以降、さまざまな民族・文化集団の独自性を維持・発展させる多文化主義運動がカナダ全土で生じた。これを受け政府は、多文化主義を国の基本的特徴とすることとし、1980年代に多文化主義法を制定した。

　前述のように、1996年に成立したCFSA法が現在BC州の社会的養護システムの根拠となる主な法制度である。このなかには先住民の子どもの権利に関する条項もあり、カナダのみならず全世界に広まった多文化主義を反映し

たものとなっている。これを受けたBC州の21世紀における新たな取り組み
は、子どもの権利擁護を促進する行政基盤の整備と、それと協働して地域で
のアドボカシーを実践する第三者機関の設立である。1996年は最後の先住
民寄宿学校が閉鎖された年でもあり、新制度のもとでのBC州の権利擁護と
アドボカシーの取り組みの多くは、先住民の子どもたちの福祉にかかわるも
のでもあった。そしてBC州では2006年、子どもの最善の利益と権利を守る
ために、児童福祉サービスが適正に行われているかを見直し調査する代理人
の権限を定める青少年代理人法（Representative for Children and Youth Act）
が成立している。

　BC州における子どもの権利擁護とアドボカシーにかかわる第三者機関の
活動もまた、前述の子ども虐待の予防活動と同様に、先住民など少数派の尊
重と主体性の回復を理念の中心においていた。また機関の成り立ちそのもの
に、権利を侵害される危機にある当事者の声が反映されやすくなる配慮がな
されていた。

⑴ 当事者による社会的養護システムの改革

　社会的養護システムのなかのギャップや破綻を見出しその改善を図るうえ
で、当事者の視点は欠かせない。BC州・青少年のための権利擁護機関
（BCRCY）は、組織の長を先住民出身の女性としている。それにより、社会
的養護のなかで起きた事故における法の遵守違反やシステムエラーを見つけ
分析する監査機能にとどまらず、社会的養護のなかにある本質的な課題を提
示する役割を果たしている。

　彼女たちが権利擁護機関の指導的役割を果たす前提には、人口統計学的に
はBC州の５％と少数派である先住民コミュニティが、インケアの子どもた
ちでは50％を超えるという社会的不公正がある。機関の活動には、子ども
の苦情や相談のなかから権利侵害や不公正を見出し、権利回復のために代弁
すること、声をもたない被害者でもある子どもに代わって多くの事例に共通
する問題点を集約し、社会に向けて提示するパブリックレビューを促進する
ことが含まれる。

　インケアの子どもの実態調査の結果は毎年パブリックレビューの形で報告

され、これと合わせて特集記事が組まれているが、2016年に報告されたレビューでは、インケアの子どもたちへの性暴力被害の実態を明らかにしている（Representative for Children and Youth, 2016）。過去４年間に性暴力を受けた145例を検討し、実際にはさらに多数であろうことを前提として、75％が先住民の女性であった点を強調している。同時期のインケアの女性における先住民の比率より明らかに高い数値であり、とくに12歳以下の年少者の被害は先住民以外の子どもの４倍であった。また加害者の４分の１は里親、３分の１は他の措置されている子どもであった。子どもは性虐待の事実を司法や福祉機関のスタッフに打ち明けた後、20％は自傷や自殺企図に及び、半数が物質依存の問題を生じていた。これらの事実から、事例に対する児童保護システムの対応が一貫性を欠いており、被害者が再被害にあうリスクの高い状況におかれ続けていること、予防・発見・対応と治療的ケアの切れ目のないシステムに児童保護サービスのケースワーカーが統合されていないことを問題点として指摘している。

　性暴力や性的虐待など複雑な問題に対して、多くの機関がバラバラに対応することで、危機的状況の見逃しや、何度も苦痛な聞き取り調査がなされることがある。これを避けることができる望ましい実践例として、青少年アドボカシーセンター（CYAC）の設置がある。BC州でもヴィクトリア地区に設置され、多職種チームによる対応が可能な体制がとられている。「亀さんのお話」という性暴力に関する安全についての子ども向け心理教育プログラムや、性的虐待介入プログラム（SAIP）が州政府によって策定されている。性暴力が先住民など少数派への差別や偏見を背景に増加すると考えられることから、対応に際して文化的に適切な態度と方法をとることは重要である。BCRCYは、児童保護サービス・司法制度と協働して、子どもの視点に立ち、文化的にも適切なかたちで、このような支援サービスを提供するシステムの構築を勧告している。

　同様にBCRCYは、パーマネンシーの観点から、インケアの青少年の処遇先での安定性を重要な指標として統計結果を検証している。インケアの青少年が短期間に数多くの里親に委託変更されるドリフト現象は先進諸国に共通する問題であるが、BC州でも同様であり、性暴力被害が多発する要因とも

なっている。ドリフト現象の背景には、先住民や移民などの文化的要因やメンタルヘルス、発達の問題など特別なニーズ、それらに対応できる里親の専門性や処遇先の環境とのマッチングといった構造的な問題がある。BCRCYは、数多くの資源を導入しても委託先を転々とする極端にハイニーズの事例を報告し、反応性アタッチメント障害など重度の行動障害を示しているケースでは、まず包括的な治療的対応が可能な専門スタッフと資源が集積された入所治療施設を利用する必要性を指摘している。

(2) 先住民の主体性の回復

バンクーバー先住民子ども家庭サービス協会（VACFSS）は、失われた先住民コミュニティの人間関係の絆（Connection）、子育て文化（Children）、生活の糧（Resource）、独自のスピリチュアリティを支える言語（Language）を回復するために設立された。この団体は、児童保護、社会的養護など子ども家庭支援サービスの決定と実施の権限を、先住民団体から委譲されている。州政府から先住民団体への児童福祉に関する司法的権限委譲はカナダ全土に2000以上存在する居留地で行われているが、VACFSSは都市部に設置された協会であるという特色がある。権限委譲は単なる法的手続きには終わらず、先住民スタッフが州政府の法制度を運用して家族保全を実現できるようになることが目指された。

見様見真似のソーシャルワークの伝承を経て1991年に正式な権限委譲がなされたのち、現在は先住民スタッフがみずからの実践と行動から積み上げたスキルをレビューし、カナダにおける児童福祉の課題を見出す段階に到達している。先住民としてのアイデンティティの共有に基づいて、子ども、家族、インケアの里親それぞれが常に接触を保つことを重視した介入がなされていた。

民族・文化的アイデンティティである居留地（バンド）から離れた先住民がコミュニティを形成・維持していくために、VACFSSの実践では、先住民文化の儀礼や身体性を通じた絆の回復が目指され、インケアの子どもと家族が交流する機会に伝統的なイベントがしばしば活用される。一方で先住民のなかでの里親養育は一部にとどまり、インケアの処遇先を出て家族のもと

へと向かう子どもは多いという。里親養育を中心とする社会的養護のシステムを包括するものとして欧米ではアタッチメントの理論と実践が重視されるが、VACFSSの実践では民族文化的なアイデンティティとの自然なつながりが中心となり、安全なアタッチメントの対象を提供することよりも、世代間で伝達されたアタッチメント、トラウマの修復のほうが強調されていた。都市部の居留地を離れた先住民の青少年の支援において、インケアを離れる移行期における住居の確保は大きな問題となっている。VACFSSでは、後述する青少年の非営利団体と連携し、また若年妊娠のケースでは前述した周産期のケアプログラムを利用しながら、青少年自身が契約の後見人（Guradianship）となるなどして、自立の過程を支えている。BC州における先住民の児童福祉の取り組みは、当事者によるアドボカシーから権利委譲へと一歩先へと進んでいる。

⑶ 流動化する社会と多様な少数派コミュニティの連帯

　カナダの児童福祉のあり方は、先住民コミュニティとならんで、増加する移民、性的マイノリティのアクティヴィズムなどによって流動化する社会背景にも大きな影響を受けている。1990年代以降カナダで危機的レベルに達しているホームレスの激増は、国全体の喫緊の課題となった。2013年の報告では、1年間に20万人がホームレスの状態を経験し、一晩に3万人がホームレスの状況におかれていると推計されている。とくに都市部におけるホームレス増加は著しく、バンクーバーもその例外ではない（Gaetz et al., 2014）。またその20％は16〜25歳の若年層である。カナダ政府はこれまでの緊急対応だけではホームレスは増加の一途を辿る実情に対して、ホームレス化の予防、またホームレス状態の解消には何が有効な手段となるかについて調査を開始した。

　ホームレスにつながる要因には、大別して構造的要因と個別的要因とがある。構造的要因には貧困、失職、手ごろで維持できる住居の不足、個別要因には家族機能不全やパートナーを失うこと、物質依存や身体的・心理的虐待などによって家を出ざるを得なくなることなどがある。カナダ国内の調査では、さまざまな少数派コミュニティに属する子どもや青年のウェルビーイン

グとレジリエンスを決定する重要な要素として、家族との絆と同時に、コミュニティとのつながり（Connectedness）の感覚を挙げている。この考えに基づけば、住居や生活に必要な物質的資源の欠如のみならず、生きていくために欠かせない社会ネットワークからの極端なかたちでの疎外や孤立もまたホームレスの状態となる。ホームレスを構成するグループは多様であるが、成人では単親家庭の女性、先住民（Visible Minority）、移民などのマイノリティが多くを占める。先住民の人々の生活は、スピリチュアルな意味でのホームレス状況と考えることができる。

　単親世帯の女性では、配偶者間暴力がホームレスの理由である場合もある。それだけでなく、そうした女性は、暴力への曝露による外傷的ストレスを子どもとともに抱え、精神的にも孤立している場合が多い。また民族、文化、性的マイノリティの子どもや若者は、家庭、学校や同世代集団、地域において居場所とつながりを見失い、社会経済的・心理社会的困難に直面するリスクが大きい（Gaetz, 2010）。北米の若年層では、性的マイノリティの若者がホームレスとなるリスクは非常に高いことが報告されている（Corliss et al., 2011）。カナダでも、一般人口では5〜10％とされる性的マイノリティの若者の比率は、ホームレスでは25〜40％になる（Abramovich, 2012）。社会的養護システム上のギャップも、ホームレスにつながる要因の1つである。すなわち、16〜18歳の移行期に、自立のための十分な準備ができないまま児童保護システムを利用できない状況に陥る制度上のギャップがしばしば生じる。これらの居場所を失い心身の危機にさらされている若者たちは、さらなる虐待や搾取の危機にも直面している（Gaetz, 2010）。

　カナダではこのようなホームレスの現状に介入し、マイノリティの虐待や歴史的・文化的トラウマの世代間連鎖を予防するための社会的な取り組みが試みられている（Saewyc et al., 2006; Allidina et al., 2015）。差別やスティグマの問題もあり、支援にアクセスしにくいマイノリティの若者たちが抱える複雑な困難状況に対応できる包括的な入り口の設置が必要となる。

　ドロップインあるいはアウトリーチのかたちで、物理的・心理的なホームレス状況におかれた青少年への支援を提供する場として、Broadway青年活動支援センターがある。これは児童福祉や教育、司法機関、企業など、多様

なスポンサーからの資金を得て運営されている。青少年の多様でユニークな
ニーズに対応するために、食事の提供から、民族的・性的マイノリティの若
者のための社会的差別や抑圧、いじめ対策に向けた心理教育やトラウマカウ
ンセリング、住居獲得と就労に向けた自立支援まで、数多くの支援サービス
や教育プログラムが用意されている。それぞれのサービスは異なる背景の
NPOによって運営されているが、各団体は支援センターの傘（umbrella）の
もとでゆるやかにつながり、青少年にとってはワンストップでさまざまなサ
ービスを利用できる包括的な活動拠点となっている。

　トップダウンの一貫性を目指したフローチャート式のプログラムではな
く、どこからでも自由に利用できるドアが開かれているオープンさや、マイ
ノリティの歴史的・文化的トラウマに対して配慮された（トラウマインフォ
ームドな）一貫した姿勢は、ホームレス状況に一時的に対応するのではなく
「終わらせて」、社会にインクルージョンするために重要な戦略と考えられ
る。また支援を受けた青少年自身が教育・支援活動に参加するアドボカシー
の試みもなされ、トレーニングの後に当事者ワーカーとしてスタッフとなる
道も開かれている。

　BC州では、青少年自身が参加するアドボカシー活動として社会的養護当
事者ネットワークが1993年に設立され、発展を遂げている。活動には、イ
ンケアから自立へと移行する際のさまざまなニーズを当事者の視点から調査
し発信することが含まれる。青少年自身によるレポートからは、州政府によ
る数的指標だけでは十分に浮き彫りにならない本質的な課題が提示されてい
る。すなわち、理念としての関係性のパーマネンシーのニーズが、当事者活
動により個々の生きられた経験（Embodied Experience）として顔や声をもつ
ことの重要性である。カナダの社会的養護が、パーマネンシーの保障と子ど
ものユニークなニーズに応えることを目指していることは、取材に応じてく
れたBC州里親協会代表の２人の姿勢にも表れていた。それぞれ性的マイノ
リティ、先住民としてパーマネンシーを獲得する困難に直面してきた当事者
性をもっており、それを子どもとの絆を育むうえでの強みとしている。里親
支援に不可欠なアタッチメントや反応性アタッチメント障害、トラウマの問
題に関する専門知識を共有しながら、固有の言語や語りのもつ力への感受性

補　章　カナダ・ブリティッシュコロンビア州の児童福祉　　**197**

を保ち（Whalen et al., 2016）、それを体現する力強い語りのスタイルをもっていた。

おわりに──多文化を当事者の力に変える

　カナダ政府は2012年以来、メンタルヘルスサービスを回復志向の統合的なかたちに変えていくことを目標としてきた。そしてその方法として、当事者の多様なニーズに沿うため、当事者がプランニングに積極的に参加できる環境づくりに取り組んできた（Park et al., 2014）。児童福祉においても、長期的な視点をもったパーマネンシープランの必要性を当事者の子どもや親が訴え、それをバックアップする第三者機関の調査によってさまざまなニーズが可視化されている。これに応じられる支援システムを育てるには、発達科学、メンタルヘルスや社会学、司法制度のエビデンスを当事者自身がいち早く理解し、利用できるリテラシーの向上が必要となる。
　またメンタルヘルス研究報告のエビデンス形成のプロセス自体が、当事者がそこに参加し語ることから得られる主観的な体験としての事実（Narrative Phenomenology）を重視するようになってきている。子どもと家族のニーズのアセスメントに当事者の体験に基づく知見を活かし、特別なニーズを示していくアドボカシー活動が、メインストリームの社会問題の解決にも通ずる提言となり、新たな活力となっている。
　視察で協力を得た支援者の多くは、「一にも二にも教育である」と口を揃えた。これは、子どもと家族のウェルビーイングに向けては、生きた体験から得られた知識を、問題をみずから解決するための道具として提供し、エンパワーすることの重要性を意味するものであろう。また、当事者それぞれがもつ特別なニーズが、単なる困難や障壁ではなく、2つとない本当の自分らしさを求める声であることに気づき応答できる支援者たちのストレングスが、1つの言葉に示されていた。すなわち、支援者の多くが、取り組みに何よりも必要なものとして「情熱（passion）」という言葉を用いていた。「受難」や「苦しみ」に語源をもつこの言葉を彼らが選んだのは偶然ではないだ

ろう。先住民の人々が世代を超えた受難からの回復の物語を紡ぐ安全な場を確保するために、多くの支援者がスポークスマンとして彼らのニーズを代弁し、社会に向けて語ってきた。そして回復の過程で、彼らが苦難を超えて強くなる成長の物語を語り出すときには、その静かな聞き役となった。先住民の人々の語りは児童福祉に必要な豊かな統合性（インクルージョン）とその癒しの力を指し示しているようでさえある。そこにともにある語り手であり聞き手となることが、支援者に生きた知識と経験を与える。

　インケアの子どもたちも親になる。それは子を生み育てることに限らない。他の誰かにとってかけがえのない絆や居場所を育み守るという意味でも、彼らは社会のなかの親になっていく。バンクーバー里親協会の代表は「子ども一人ひとりが２つとない旅をしており、自分自身のストーリーテラーである。里親にできることは、その旅を聞き手として分かち合うこと」と語った。カナダBC州の児童福祉が目指すのは、“親”でもあり“子ども”でもある人間が互いに育み育まれる、多様な絆のなかでの自立といえよう。

　　［注１］乳幼児の権利宣言第２項において、「乳幼児のニーズに即した敏感で応答的な養育の関係性は、ヒトの発達に決定的に重要であり、それによって、乳幼児の基本的権利を構成する。そのために、とくに親との分離・喪失の環境にある乳幼児は、もっとも重要な主要な養育者との関係性を、継続的な愛着の尊重と保護をもって、認識され理解される権利を有する。これは、乳幼児が自分自身を表現するユニークなやり方に注意を払うこと、母親、父親、養育者および専門家に、関係性に基づくアタッチメント行動の認識を教育することを含意している」と明言されている（乳幼児の権利宣言は世界乳幼児精神保健学会日本支部ホームページよりダウンロード可能 http://www.waimh-japan.com/%E3%83%AA%E3%83%B3%E3%82%AF%E9%9B%86/）。

　　［注２］カナダでは州ごとに独立して児童福祉に関する法案が立法化される。BC州でいえば、本文でも触れたように1996年に成立した子ども家庭コミュニティサービス法、養子縁組法、2006年に成立した青少年代理人法などがある（Kozlowski et al., 2014）。

　　［注３］2009年には、子どもの権利委員会の一般的意見11号として、先住民

の子どもの権利が採択された。これまでの子どもの権利条約の発展を参考にしながら、①先住民の子どもの極度の貧困と発達への影響に対する懸念、②子どもの発達をホリスティックな概念として位置づける一般的意見5号に基づき、伝統や文化的価値を重視し、先住民の子どものコミュニティが伝統的生活様式を維持している場合、伝統的土地の使用は子どもの発達および文化の享受にとって相当の重要性を有すること、③代替養育において先住民の家族およびコミュニティが子どもの養育責任を果たすのを援助することによって、このような家族およびコミュニティの一体性を保護するための効果的な措置を確保するべきであること、に触れている。

　［注4］発見と保護から予防的介入や早期介入へのシフトを考慮すると、子ども虐待や不適切養育という用語が多用されることは社会的スティグマとして作用し、家族や地域での協働作業による支援や介入をむしろ困難にしているのではないかという見解も増えている。家族の視点からは「子育て困難」や「子育ての失調」などの表現が用いられている（滝川, 2016）。

おわりに

"All of us, from the cradle to the grave, are happiest when life is organised as a series of excursions, long or short, from the secure base provided by our attachment figures."

ボウルビィ（*A secure base*, 1988）によるこの美しいフレーズは、アタッチメント理論を一文に凝縮したものとしてしばしば引用される。人生が安全基地からの探索の旅と帰還の連なりとして統合され、ライフコースが綴られていけば、それはこのうえない幸福であろう。まさにパーマネンシーを象徴する一節である。しかしながら「ゆりかごから墓場まで」が第二次世界大戦中に英国でベヴァリッジ報告書として構想され、戦後の破壊からの福祉国家としての復興を目指す政策のキャッチフレーズであったことを考えると、いささか複雑な響きを帯びてくる。

臨床で出会う子どもと家族の多くが、予期せぬ喪失や剥奪を経験している。語られるエピソードの時系列は混乱し、細部が飛躍する一方で、多くの語られない空白が存在する。その未統合もまた、ありのままの現実であろう。親であることとかつて子どもであったこと、過去を思い出すように未来を考えること（Remembering the Future）、接近と回避、相反する2つのものが現在に共存し、解決されない困難を作り出している。アタッチメントをめぐる物語にも、光と影ともいうべき2つの対照的な側面がある。

2018年に亡くなった乳幼児精神保健の始祖の一人であるベリー・ブラゼルトンは、同じ「未統合（Disorganization）」という言葉を、親子の発達と進化の過程で必然的に生じる事象という、上とは異なる視点で用いている。アタッチメント理論はともすると優れた説明と分類の道具として捉えられがちであるが、実は回復と成長のダイナミックなプロセスを描き予測するもので

ある。未統合（無秩序）型のアタッチメントを示す子どもは破壊的行動のリスクが高い。しかしこのリスクが高く、混乱し困難を示している子どもたちは、肯定的な環境から受ける利益がより大きい子どもたちでもある。不適切養育の世代間伝達を研究してきたベルスキーらが示した新たな結論は、第2部で紹介した通りである。

　1997年、筆者のメンターである吉田敬子先生が英国から帰国された。吉田先生が英国で学ばれてきた周産期精神医学の研究と実践が筆者の児童精神科医としての経験に加わり、筆者は現在の、子どもの臨床と養育者の精神科治療という二足の草鞋の臨床を行うこととなった。英国の周産期精神医学の理論的基盤には、生物学的精神医学と、社会学的視点によるアタッチメント理論の2つの柱がある。児童精神科の臨床がこの2つの柱に結びつくことで、母子と家族への治療・支援の可能性は相乗的に広がるという吉田先生のお話に大きな期待をもった。その後、21世紀に入ってからのこの両領域の発展は、当時の期待を上回るものであった。このような進化し続ける領域の知見とつながりながら日々の臨床に取り組める幸運を与えていただいた吉田先生に感謝を込めて本書を捧げたい。

2019年5月

山下　洋

参考文献

[第 1 章]

Bakermans-Kranenburg, M.J., & van IJzendoorn, M.H. (2011) Differential susceptibility to rearing environment depending on dopamine-related genes: New evidence and a meta-analysis. *Dev Psychopathol* 23(1): 39-52.

Goodman, R., & Scott, S. (2005) *Child Psychiatry. 2nd edition*. Blackwell Publishing. (氏家武・原田謙・吉田敬子監訳〔2010〕『必携 児童精神医学：はじめて学ぶ子どものこころの診療ハンドブック』岩崎学術出版社)

Lyons-Ruth, K., Bureau, J.F., Easterbrooks, M.A. et al. (2013) Parsing the construct of maternal insensitivity: Distinct longitudinal pathways associated with early maternal withdrawal. *Attach Hum Dev* 15(5-6): 562-582.

Lyons-Ruth, K., & Spielman, E. (2004) Disorganized infant attachment strategies and helpless-fearful profiles of parenting: Integrating attachment research with clinical intervention. *Infant Ment Health J* 25(4): 318-335.

Rutter, M., Kreppner, J., Sonuga-Barke, E. (2009) Emanuel Miller lecture: Attachment insecurity, disinhibited attachment, and attachment disorders: Where do research findings leave the concepts? *J Child Psychol Psychiatry* 50(5): 529-543.

Zeanah, C.H., Koga, S.F., Simion, B. et al. (2006) Ethical considerations in international research collaboration: The Bucharest early intervention project. *Infant Ment Health J* 27(6): 559-576.

[第 2 章]

Boris, N.W., & Zeanah, C.H. (1999) Disturbances and disorders of attachment in infancy: An overview. *Infant Ment Health J* 20(1): 1-9.

Corrigan, F.M., & Hull, A.M. (2015) Recognition of the neurobiological insults imposed by complex trauma and the implications for psychotherapeutic interventions. *BJPsych Bull* 39(2): 79-86.

Fox, N.A., Almas, A.N., Degnan, K.A. et al. (2011) The effects of severe psychosocial deprivation and foster care intervention on cognitive development at 8 years of age: Findings from the Bucharest Early Intervention Project. *J Child Psychol Psychiatry*

52(9): 919–928.

Kennedy, M., Kreppner, J., Knights, N. et al. (2016) Early severe institutional deprivation is associated with a persistent variant of adult attention-deficit/hyperactivity disorder: Clinical presentation, developmental continuities and life circumstances in the English and Romanian Adoptees study. *J Child Psychol Psychiatry* 57(10): 1113–1125.

Lyons-Ruth, K., Zeanah, C.H., Gleason, M.M. (2015) Commentary: Should we move away from an attachment framework for understanding disinhibited social engagement disorder (DSED)? A commentary on Zeanah and Gleason (2015). *J Child Psychol Psychiatry* 56(3): 223–227.

Rutter, M. (2014) Commentary: Attachment is a biological concept? A reflection on Fearon et al. *J Child Psychol Psychiatry* 55(9): 1042–1043.

Rutter, M., Kreppner, J., Sonuga-Barke, E. (2009) Emanuel Miller Lecture: Attachment insecurity, disinhibited attachment, and attachment disorders: Where do research findings leave the concepts? *J Child Psychol Psychiatry* 50(5): 529–543.

Schechter, D.S. (2012) The developmental neuroscience of emotional neglect, its consequences, and the psychosocial interventions that can reverse them. *Am J Psychiatry* 169(5): 452–454.

Zeanah, C.H., & Gleason, M.M. (2015) Annual research review: Attachment disorders in early childhood--clinical presentation, causes, correlates, and treatment. *J Child Psychol Psychiatry* 56(3): 207–222.

[第3章]

Arvidson, J., Kinniburgh, K., Howard, K. et al. (2011) Treatment of complex trauma in young children: Developmental and cultural considerations in application of the ARC intervention model. *Journal of Child & Adolescent Trauma* 4(1): 34–51.

Bakermans-Kranenburg, M.J., & van IJzendoorn, M.H. (2011) Differential susceptibility to rearing environment depending on dopamine-related genes: New evidence and a meta-analysis. *Dev Psychopathol* 23(1): 39–52.

Boris, N.W., & Zeanah, C.H. (1999) Disturbances and disorders of attachment in infancy: An overview. *Infant Ment Health J* 20(1): 1–9.

Cloitre, M., Stolbach, B.C., Herman, J.L. et al. (2009) A developmental approach to complex PTSD: Childhood and adult cumulative trauma as predictors of symptom complexity. *J Trauma Stress* 22(5): 399–408.

Corrigan, F.M., & Hull, A.M. (2015) Neglect of the complex: Why psychotherapy for post-traumatic clinical presentations is often ineffective. *BJPsych Bull* 39(2): 86–89.

Ford, J.D., Grasso, D., Greene, C. (2013) Clinical significance of a proposed developmental trauma disorder diagnosis: Results of an international survey of clinicians. *J Clin Psychiatry* 74(8): 841-849.

Gillberg, C. (2010) The ESSENCE in child psychiatry: Early Symptomatic Syndromes Eliciting Neurodevelopmental Clinical Examinations. *Res Dev Disabil* 31(6): 1543-1551.

亀岡智美（2007）「子ども虐待と児童精神科臨床」『児童青年精神医学とその近接領域』48(4): 447-456.

Minnis, H., Macmillan, S., Pritchett, R. et al. (2013) Prevalence of reactive attachment disorder in a deprived population. *Br J Psychiatry* 202(5): 342-346.

奥山眞紀子（2000）「不適切な養育（虐待）と行動障害」『小児の精神と神経』40(4): 279-285.

Pritchett, R., Pritchett, J., Marshall, E. et al. (2013) Reactive attachment disorder in the general population: A hidden ESSENCE disorder. ScientificWorldJournal. (doi: 10.1155/2013/818157)

武井庸郎・山下洋・吉田敬子（2003）「児童虐待症例の多元的評価の意義：自験例での検討」『児童青年精神医学とその近接領域』44(5): 456-468.

Takei, T., Yamashita, H., Yoshida, K. (2006) The mental health of mothers of physically abused children: The relationship with children's behavioural problems? Report from Japan. *Child Abuse Review* 15(3): 204-218.

田中究（2005）「虐待と解離性障害」『児童青年精神医学とその近接領域』46(5): 511-516.

van der Kolk, B.A. (2005) Developmental trauma disorder: Toward a rational diagnosis for children with complex trauma histories. *Psychiatric annals* 35(5): 401-408.

Zeanah, C.H., Scheeringa, M., Boris, N.W. et al. (2004) Reactive attachment disorder in maltreated toddlers. *Child Abuse Negl* 28(8): 877-888.

[第4章]

Ainsworth, M.S., & Bowlby, J. (1991) An ethological approach to personality development. *Am Psychol* 46(4): 333-341.

Bakermans-Kranenburg, M.J., & van IJzendoorn, M.H. (2007) Research review: Genetic vulnerability or differential susceptibility in child development: The case of attachment. *J Child Psychol Psychiatry* 48(12): 1160-1173.

Belsky, J., & Pluess, M. (2009) Beyond diathesis stress: Differential susceptibility to environmental influences. *Psychol Bull* 135(6): 885-908.

Bifulco, A., & Thomas, G. (2012) *Understanding adult attachment in family relationships: Research, assessment and intervention.* Routledge.

Bosmans, G. (2016) Cognitive behaviour therapy for children and adolescents: Can attachment theory contribute to its efficacy? *Clin Child Fam Psychol Rev* 19(4):

310-328.

Bowlby, J. (1944) Forty-four juvenile thieves: Their characters and home-life. *Int J Psychoanal* 25: 19-53.

Bowlby, J. (1952) Maternal care and mental health : A report prepared on behalf of the World Health Organization as a contribution to the United Nations programme for the welfare of homeless children. WHO Monograph Series (2).

Bowlby, J. (1960) Grief and mourning in infancy and early childhood. *Psychoanal Study Child* 15(1): 9-52.

Bowlby, J. (1969) *Attachment*. The Tavistock Institute of Human Relations. (黒田実郎・大羽蓁・岡田陽子他訳〔1991〕『母子関係の理論1　愛着行動（新版）』岩崎学術出版社)

Bowlby, J. (1972) *Separation: Anxiety and anger*. The Tavistock Institute of Human Relations. (黒田実郎・大羽蓁・岡田陽子他訳〔1991〕『母子関係の理論2　分離不安（新版）』岩崎学術出版社)

Bowlby, J. (1980) *Loss: Sadness and depression*. The Tavistock Institute of Human Relations. (黒田実郎・大羽蓁・岡田陽子他訳〔1991〕『母子関係の理論3　対象喪失（新版）』岩崎学術出版社)

Bowlby, J. (1992) *Charles Darwin: A new life*. WW Norton & Company.

Bowlby, J., Robertson, J., Rosenbluth, D. (1952) A two-year-old goes to hospital. *Psychoanal Study Child* 7(1): 82-94.

Bretherton, I. (1992) The origins of attachment theory: John Bowlby and Mary Ainsworth. *Developmental psychology* 28(5): 759-775.

Brown, G.W., & Harris, T. (1978) *Social origin of depression*. Tavistock.

Follan, M., & Minnis, H. (2010) Forty-four juvenile thieves revisited: From Bowlby to reactive attachment disorder. *Child Care Health Dev* 36(5): 639-645.

Fonagy, P. (1999) The transgenerational transmission of holocaust trauma. Lessons learned from the analysis of an adolescent with obsessive-compulsive disorder. *Attach Hum Dev* 1(1): 92-114.

Fonagy, P., & Target, M. (2007) The rooting of the mind in the body: New links between attachment theory and psychoanalytic thought. *J Am Psychoanal Assoc* 55(2): 411-456.

Handley, E.D., Michl-Petzing, L.C., Rogosch, F.A. et al. (2017) Developmental cascade effects of interpersonal psychotherapy for depressed mothers: Longitudinal associations with toddler attachment, temperament, and maternal parenting efficacy. *Dev Psychopathol* 29(2): 601-615.

Lyons-Ruth, K., Bureau, J.F., Easterbrooks, M.A. et al. (2013) Parsing the construct of maternal insensitivity: Distinct longitudinal pathways associated with early maternal withdrawal. *Attach Hum Dev* 15(5-6): 562-582.

Main, M., & Hesse, E. (1990) Parents' unresolved traumatic experiences are related to infant disorganized attachment status: Is frightened and/or frightening parental behavior the linking mechanism? In: Greenberg, M.T., Cicchetti, D., Cummings, E.M. (eds.) *Attachment in the preschool years: Theory, research, and intervention.* pp.161-182. University of Chicago Press.

Marvin, R., Cooper., G, Hoffman, K. et al. (2002) The circle of security project: Attachment-based intervention with caregiver-pre-school child dyads. *Attach Hum Dev* 4(1): 107-124.

Sonuga-Barke, E.J.S., Kennedy, M., Kumsta, R. et al. (2017) Child-to-adult neurodevelopmental and mental health trajectories after early life deprivation: The young adult follow-up of the longitudinal English and Romanian Adoptees study. *Lancet* 389(10078): 1539-1548.

Tizard, B., & Rees, J. (1975) The effect of early institutional rearing on the behaviour problems and affectional relationships of four-year-old children. *J Child Psychol Psychiatry* 16(1): 61-73.

Watanabe, H. (2002) The transgenerational transmission of abandonment. *J Comp Fam Stud* 29: 187-205.

Zeanah, C.H., & Gleason, M.M. (2015) Annual research review: Attachment disorders in early childhood--clinical presentation, causes, correlates, and treatment. *J Child Psychol Psychiatry* 56(3): 207-222.

[第5章]

Aoki, Y., Zeanah, C.H., Heller, S.S. et al. (2002) Parent-infant relationship global assessment scale: A study of its predictive validity. *Psychiatry Clin Neurosci* 56(5): 493-497.

Austin, M.P., & Marcé Society Position Statement Advisory Committee (2014) Marcé International Society position statement on psychosocial assessment and depression screening in perinatal women. *Best Pract Res Clin Obstet Gynaecol* 28(1): 179-187.

Bakermans-Kranenburg, M.J., van IJzendoorn, M.H., Juffer, F. (2003) Less is more: Meta-analyses of sensitivity and attachment interventions in early childhood. *Psychol Bull* 129(2): 195-215.

Beebe, B., Lachmann, F., Markese, S. et al. (2012) On the origins of disorganized attachment and internal working models: Paper II. An empirical microanalysis of 4-month mother-infant interaction. *Psychoanal Dialogues* 22(3): 352-374.

Bigelow, A.E., Power, M., Gillis, D.E. et al. (2014) Breastfeeding, skin-to-skin contact, and mother-infant interactions over infants' first three months. *Infant Ment Health J* 35(1): 51-62.

Cooper, P.J., & Murray, L. (1997) The impact of psychological treatments of postpartum depression on maternal mood and infant development. In: Murray, L., & Cooper, P.J. (eds.) *Postpartum depression and child development.* pp.201-220. Guilford Press.

Crittenden, P.M., & Landini, A. (2011) *Assessing adult attachment: A dynamic-maturational approach to discourse analysis.* W.W. Norton & Company.

Elsabbagh, M., Bruno, R., Wan, M.W. et al. (2015) Infant neural sensitivity to dynamic eye gaze relates to quality of parent-infant interaction at 7-months in infants at risk for autism. *J Autism Dev Disord* 45(2): 283-291.

Field, T., Healy, B., Goldstein, S. et al. (1988) Infants of depressed mothers show "depressed" behavior even with nondepressed adults. *Child Dev* 59(6): 1569-1579.

Fonagy, P. (1999) The transgenerational transmission of holocaust trauma. Lessons learned from the analysis of an adolescent with obsessive-compulsive disorder. *Attach Hum Dev* 1(1): 92-114.

Goodman, S.H., & Gotlib, I.H. (1999) Risk for psychopathology in the children of depressed mothers: A developmental model for understanding mechanisms of transmission. *Psychol Rev* 106(3): 458-490.

Ingram, J., Johnson, D., Copeland, M. et al. (2015) The development of a new breast feeding assessment tool and the relationship with breast feeding self-efficacy. *Midwifery* 31(1): 132-137.

Kaneko, H., & Honjo, S. (2014) The psychometric properties and factor structure of the Postpartum Bonding Questionnaire in Japanese mothers. *Psychology* 5(9): 1135-1142.

Kim, P., Mayes, L., Feldman, R. et al. (2013) Early postpartum parental preoccupation and positive parenting thoughts: Relationship with parent-infant interaction. *Infant Mental Health Journal* 34(2): 104-116.

Kim, P., Strathearn, L., Swain, J.E. (2016) The maternal brain and its plasticity in humans. *Horm Behav* 77: 113-123.

Kim, S., Fonagy, P., Allen, J. et al. (2014) Mothers' unresolved trauma blunts amygdala response to infant distress. *Social neuroscience* 9(4): 352-363.

Moses-Kolko, E.L., Horner, M.S., Phillips, M.L. et al. (2014) In search of neural endophenotypes of postpartum psychopathology and disrupted maternal caregiving. *J Neuroendocrinol* 26(10): 665-684.

Müller, J.M., Achtergarde, S., Frantzmann, H. et al. (2013) Inter-rater reliability and aspects of validity of the Parent-Infant Relationship Global Assessment Scale (PIR-GAS). *Child Adolesc Psychiatry Ment Health* 7(1): 17.

Muzik, M., Bocknek, E.L., Broderick, A. et al. (2013) Mother-infant bonding impairment across the first 6 months postpartum: The primacy of psychopathology in women with childhood abuse and neglect histories. *Arch Womens Ment Health* 16(1): 29-38.

Piallini, G., De Palo, F., Simonelli, A. (2015) Parental brain: Cerebral areas activated by infant cries and faces. A comparison between different populations of parents and not. *Front Psychol* 6: 1625.

Sameroff, A.J., & Emde, R.N. (eds.) (1989) *Relationship disturbances in early childhood: A developmental approach.* Basic Books.

Sanefuji, W., & Ohgami, H. (2013) "Being-imitated"strategy at home-based intervention for young children with autism. *Infant Ment Health J* 34(1): 72-79.

Sanefuji, W., & Yamamoto, T. (2014) The developmental trajectory of imitation in infants with autism spectrum disorders: A prospective study. *Psychology* 5(11): 1313-1320.

Schechter, D.S., Moser, D.A., Reliford, A. et al. (2015) Negative and distorted attributions towards child, self, and primary attachment figure among posttraumatically stressed mothers: What changes with Clinician Assisted Videofeedback Exposure Sessions (CAVES). *Child Psychiatry Hum Dev* 46(1): 10-20.

Schechter, D.S., Moser, D.A., Wang, Z. et al. (2012) An fMRI study of the brain responses of traumatized mothers to viewing their toddlers during separation and play. *Soc Cogn Affect Neurosci* 7(8): 969-979.

Stern-Brushweiler, N., & Stern, D.N. (1989) A model for conceptualizing the role of the mother's representational world in various mother-infant therapies. *Infant Ment Health J* 10(3): 142-156.

Swain, J.E., Lorberbaum, J.P., Kose, S. et al. (2007) Brain basis of early parent-infant interactions: Psychology, physiology, and in vivo functional neuroimaging studies. *J Child Psychol Psychiatry* 48(3-4): 262-287.

Tronick, E.D., Als, H., Brazelton, T.B. (1977) Mutuality in mother-infant interaction. *J Commun* 27(2): 74-79.

Tsivos, Z.L., Calam, R., Sanders, M.R. et al. (2015) Interventions for postnatal depression assessing the mother-infant relationship and child developmental outcomes: A systematic review. *Int J Womens Health* 7: 429-447.

Watanabe, H. (2002) The transgenerational transmission of abandonment. In: Maldonado-Duran, J.M. *Infant and toddler mental health: Models of clinical intervention with infants and their families.* pp.187-206. American Psychiatric Association Publishing.

Werner, E.A., Gustafsson, H.C., Lee, S. et al. (2015) PREPP: Postpartum depression prevention through the mother-infant dyad. *Arch Womens Ment Health* 19(2): 229-242.

Yoshida, K., Yamashita, H., Conroy, S. et al. (2012) A Japanese version of Mother-to-Infant Bonding Scale: Factor structure, longitudinal changes and links with maternal mood during the early postnatal period in Japanese mothers. *Arch Womens Ment Health* 15(5): 343-352.

Zeanah Jr., C.H., Larrieu, J.A., Heller, S.S. et al. (2012) Infant-parent relationship assessment. In: Zeanah Jr., C.H. (ed.) *Handbook of infant mental health.* pp.222-235. Guilford Press.

Zero to Three (2005) *DC:0-3: Diagnostic Classification of Mental Health and Development Disorders of Infancy and Early Childhood. Revised edition.* Zero to Three Press.

[第6章]

Ainsworth, M.D.S., Blelar, M.C., Waters, E. et al. (1978) *Patterns of attachment: A psychological study of the strange situation.* Erlbaum.

Andrews, B., Brown, G.W., Creasey, L. (1990) Intergenerational links between psychiatric disorder in mothers and daughters: The role of parenting experiences. *J Child Psychol Psychiatry* 31(7): 1115-1129.

Bakermans-Kranenburg, M.J., van IJzendoorn, M.H., Mesman, J. et al. (2008) Effects of an attachment-based intervention on daily cortisol moderated by dopamine receptor D4: A randomized control trial on 1- to 3-year-olds screened for externalizing behavior. *Dev Psychopathol* 20(3): 805-820.

Bakermans-Kranenburg, M.J., & van IJzendoorn, M.H. (2011) Differential susceptibility to rearing environment depending on dopamine-related genes: New evidence and a meta-analysis. *Dev Psychopathol* 23(1): 39-52.

Bateson, P. (2001) Fetal experience and good adult design. *Int J Epidemiol* 30(5): 928-934.

Belsky, J. (1993) Etiology of child maltreatment: A developmental-ecological analysis. *Psychol Bull* 114(3): 413-434.

Belsky, J., & Hartman, S. (2014) Gene-environment interaction in evolutionary perspective: Differential susceptibility to environmental influences. *World Psychiatry* 13(1): 87-89.

Belsky, J., & Pensky, E. (1988) Developmental history, personality, and family relationships: Toward an emergent family system. In: Hinde, R.A. & Stevenson-Hinde, J. (eds.) *Relationships within families: Mutual influences.* pp.193-217. Cambridge University Press.

Belsky, J., Jaffee, S.R., Sligo, J. et al. (2005) Intergenerational transmission of warm-sensitive-stimulating parenting: A prospective study of mothers and fathers of 3-year-olds. *Child Dev* 76(2): 384-396.

Belsky, J., Youngblade, L., Pensky, E. (1989) Childrearing history, marital quality, and maternal affect: Intergenerational transmission in a low-risk sample. *Dev Psychopathol* 1(4): 291-304.

Bifulco, A.T., Brown, G.W., Harris, T.O. (1987) Childhood loss of parent, lack of adequate parental care and adult depression: A replication. *J Affect Disord* 12(2): 115-128.

Bifulco, A. (2013) Two London intergenerational studies. In: Bifulco, A. & Thomas, G. *Understanding adult attachment in family relationships: Research, assessment and intervention.* pp.143-149. Routledge.

Caldji, C., Tannenbaum, B., Sharma, S. et al. (1998) Maternal care during infancy regulates the development of neural systems mediating the expression of fearfulness in the rat. *Proc Natl Acad Sci U S A* 95(9): 5335-5340.

Champagne, F.A. (2008) Epigenetic mechanisms and the transgenerational effects of maternal care. *Front Neuroendocrinol* 29(3): 386-397.

Champagne, F.A., Chretien, P., Stevenson, C.W. et al. (2004) Variations in nucleus accumbens dopamine associated with individual differences in maternal behavior in the rat. *J Neurosci* 24(17): 4113-4123.

Chapman, D.A., & Scott, K.G. (2001) The impact of maternal intergenerational risk factors on adverse developmental outcomes. *Developmental Review* 21(3): 305-325.

Egeland, B., Jacobvitz, D., Papatola, K. (1987) Intergenerational continuity of abuse. In: Gelles, R., & Lancaster, J. (eds.) *Child abuse and neglect: Biosocial dimensions.* pp.255-276. Aldine.

遠藤利彦 (1993)「内的作業モデルと愛着の世代間伝達」『東京大学教育学部紀要』32: 203-220.

Enlow, M.B., Egeland, B., Carlson, E. et al. (2014) Mother-infant attachment and the intergenerational transmission of posttraumatic stress disorder. *Dev Psychopathol* 26 (1): 41-65.

Fearon, P., Shmueli-Goetz, Y., Viding, E. et al. (2014a) Genetic and environmental influences on adolescent attachment. *J Child Psychol Psychiatry* 55(9): 1033-1041.

Fearon, R.M., Reiss, D., Leve, L.D. et al. (2014b) Child-evoked maternal negativity from 9 to 27 months: Evidence of gene-environment correlation and its moderation by marital distress. *Dev Psychopathol* 27(4 Pt 1): 1251-1265.

Fonagy, P. (1999) The transgenerational transmission of holocaust trauma. Lessons learned from the analysis of an adolescent with obsessive-compulsive disorder. *Attach Hum Dev* 1(1): 92-114.

Fonagy, P., Twemlow, S.W., Vernberg, E.M. et al. (2009) A cluster randomized controlled trial of child-focused psychiatric consultation and a school systems-focused intervention to reduce aggression. *J Child Psychol Psychiatry* 50(5): 607-616.

Fonagy, P., Luyten, P., Strathearn, L. (2011) Borderline personality disorder, mentalization, and the neurobiology of attachment. *Infant Ment Health J* 32(1): 47-69.

Glover, V. (2011) Annual research review: Prenatal stress and the origins of psychopathology: An evolutionary perspective. *J Child Psychol Psychiatry* 52(4):

356-367.

Grossman, K., Grossman, K.E., Kindler, H. (2005) Early care and the roots of attachment and partnership representations: The bielefeld and regensburg longitudinal studies. In: Grossmann, K.E., Grossmann, K., Waters, E. (eds.) *Attachment from infancy to adulthood: The major longitudinal studies.* pp.98-136. Guilford Press.

Herbst, A.L., Ulfelder, H., Poskanzer, D.C. (1971) Adenocarcinoma of the vagina. Association of maternal stilbestrol therapy with tumor appearance in young women. *N Engl J Med* 284(15): 878-881.

Kaufman, J., & Zigler, E. (1989) The intergenerational transmission of child abuse. In: Cicchetti, D., & Carlson, V. (eds.) *Child maltreatment: Theory and research on the causes and consequences of child abuse and neglect.* pp.129-150. Cambridge University Press.

Kegel, C.A.T., Bus, A.G., van IJzendoorn, M.H. (2011) Differential susceptibility in early literacy instruction through computer games: The role of the dopamine D4 receptor gene (DRD4). *Mind Brain Educ* 5(2): 71-78.

Li, S., Washburn, K.A., Moore, R. et al. (1997) Developmental exposure to diethylstilbestrol elicits demethylation of estrogen-responsive lactoferrin gene in mouse uterus. *Cancer Res* 57(19): 4356-4359.

Liu, D., Diorio, J., Tannenbaum, B. et al. (1997) Maternal care, hippocampal glucocorticoid receptors, and hypothalamic-pituitary-adrenal responses to stress. *Science* 277(5332): 1659-1662.

Lyons-Ruth, K., Connell, D.B., Zoll, D. et al. (1987) Infants at social risk: Relations among infant maltreatment, maternal behavior, and infant attachment behavior. *Dev Psychol* 23(2): 223-232.

Main, M., & Goldwyn, R. (1984) Predicting rejection of her infant from mother's representation of her own experience: Implications for the abused-abusing intergenerational cycle. *Child Abuse Negl* 8(2): 203-217.

O'Connor, T.G., Heron, J., Golding, J. et al. (2002) Maternal antenatal anxiety and children's behavioural/emotional problems at 4 years. Report from the Avon Longitudinal Study of Parents and Children. *Br J Psychiatry* 180(6): 502-508.

O'Connor, T.G., Heron, J., Golding, J. et al. (2003) Maternal antenatal anxiety and behavioural/emotional problems in children: A test of a programming hypothesis. *J Child Psychol Psychiatry* 44(7): 1025-1036.

Rutter, M., Kreppner, J., Sonuga-Barke, E. (2009) Emanuel Miller Lecture: Attachment insecurity, disinhibited attachment, and attachment disorders: Where do research findings leave the concepts? *J Child Psychol Psychiatry* 50(5): 529-543.

Rutter, M. (2014) Commentary: Attachment is a biological concept? A reflection on Fearon et al. *J Child Psychol Psychiatry* 55(9): 1042-1043.

Schechter, D.S., & Willheim, E. (2009) Disturbances of attachment and parental psychopathology in early childhood. *Child Adolesc Psychiatr Clin N Am* 18(3): 665-686.

Stanner, S.A., Bulmer, K., Andrés, C. et al. (1997) Does malnutrition in utero determine diabetes and coronary heart disease in adulthood? Results from the Leningrad siege study, a cross sectional study. *BMJ* 315(7119): 1342-1348.

van IJzendoorn, M.H. (1995) Adult attachment representations, parental responsiveness, and infant attachment: A meta-analysis on the predictive validity of the Adult Attachment Interview. *Psychol Bull* 117(3): 387-403.

van IJzendoorn, M.H., Belsky, J., Bakermans-Kranenburg, M.J. (2012) Serotonin transporter genotype 5HTTLPR as a marker of differential susceptibility? A meta-analysis of child and adolescent gene-by-environment studies. *Transl Psychiatry* 2: e147.

Watanabe, H. (2002) The transgenerational transmission of abandonment. In: Maldonado-Duran, J.M. *Infant and toddler mental health: Models of clinical intervention with infants and their families.* pp.187-206. American Psychiatric Association Publishing.

Weaver, I.C.G., Cervoni, N., Champagne, F.A. et al. (2004) Epigenetic programming by maternal behavior. *Nat Neurosci* 7: 847-854.

Wright, M.O., Masten, A.S., Narayan, A.J. (2013) Resilience processes in development: Four waves of research on positive adaptation in the context of adversity. In: Goldstein, S. & Brooks, R.B. (eds.) *Handbook of resilience in children. 2nd ed.* pp.15-37. Springer.

[第7章]

Austin, M.P., Colton, J., Priest, S. et al. (2013) The antenatal risk questionnaire (ANRQ): Acceptability and use for psychosocial risk assessment in the maternity setting. *Women Birth* 26(1): 17-25.

Austin, M., et al. (2017) Effective mental health care in the perinatal period: Australian clinical practice guideline. COPE: Centre of Perinatal Excellence. Google Scholar.

Bauer, A., Pawlby, S., Plant, D.T. et al. (2015) Perinatal depression and child development: Exploring the economic consequences from a South London cohort. *Psychol Med* 45 (1): 51-61.

Brugha, T.S., Morrell, C.J., Slade, P. et al. (2011) Universal prevention of depression in women postnatally: Cluster randomized trial evidence in primary care. *Psychol Med* 41(4): 739-748.

Dennis, C. L., & Dowswell, T. (2013) Psychosocial and psychological interventions for preventing postpartum depression. *Cochrane Database Syst Rev* 28(2): CD001134.

Felitti, V.J., Anda, R.F., Nordenberg, D. et al. (1998) Relationship of childhood abuse and household dysfunction to many of the leading causes of death in adults. The Adverse Childhood Experiences (ACE) Study. *Am J Prev Med* 14(4): 245-258.

Harris, L. (2016) Screening for perinatal depression: A missed opportunity. *Lancet* 387 (10018): 505.

Howard, L.M., Megnin-Viggars, O., Symington, I. et al. (2014a) Antenatal and postnatal mental health: Summary of updated NICE guidance. *BMJ (online)* 349: g7394.

Howard, L.M., Piot, P., Stein, A. (2014b) No health without perinatal mental health. *Lancet* 384(9956): 1723-1724.

Howard, L.M., Ryan, E.G., Trevillion, K. et al. (2018) Accuracy of the Whooley questions and the Edinburgh Postnatal Depression Scale in identifying depression and other mental disorders in early pregnancy. *Br J Psychiatry* 212(1): 50-56.

上別府圭子（研究代表）（2013）「周産期からの虐待予防を実現する家族看護技術の確立と医療連携システムモデルの構築」『平成21年度～平成23年度科学研究費補助金基盤研究（B）研究成果報告書（研究4　産後うつ病の重症化予防を目的としたプログラムの開発と評価）』

Kozinszky, Z., & Dudas, R.B. (2015) Validation studies of the Edinburgh Postnatal Depression Scale for the antenatal period. *J Affect Disord* 176: 95-105.

Marks, L. (2017) Overview of challenges to implementation of good practice in perinatal mental health promotion and management, in universal primary care and community services. *J Public Ment Health* 16(3): 100-103.

Mendenhall, E., Kohrt, B.A., Norris, S.A. et al. (2017) Non-communicable disease syndemics: Poverty, depression, and diabetes among low-income populations. *Lancet* 389(10072): 951-963.

Murphy, A., Steele, M., Dube, S.R. et al. (2014) Adverse Childhood Experiences (ACEs) questionnaire and Adult Attachment Interview (AAI): Implications for parent child relationships. *Child Abuse Negl* 38(2): 224-233.

Network, S.I.G. (2012) Management of perinatal mood disorders. SIGN National Clinical Guidelines 127.

O'connor, E., Rossom, R.C., Henninger, M. et al. (2016) Primary care screening for and treatment of depression in pregnant and postpartum women: Evidence report and systematic review for the US preventive services task force. *JAMA* 315(4): 388-406.

Olds, D.L. (2012) Improving the life chances of vulnerable children and families with prenatal and infancy support of parents: The nurse-family partnership. *Psychosocial Intervention* 21(2): 129-143.

Shrestha, S.D., Pradhan, R., Tran, T.D. et al. (2016) Reliability and validity of the Edinburgh Postnatal Depression Scale (EPDS) for detecting perinatal common mental disorders (PCMDs) among women in low-and lower-middle-income countries: A systematic review. *BMC Pregnancy Childbirth* 16(1): 72.

Siu, A.L., US Preventive Services Task Force (USPSTF), Bibbins-Domingo, K. et al. (2016) Screening for depression in adults: US preventive services task force recommendation statement. *JAMA* 315(4): 380-387.

竹田省 (2017)「妊産婦死亡原因としての自殺とその予防：産後うつを含めて」『臨床婦人科産科』71(6): 506-510.

Tronick, E. (2017) The caregiver-infant dyad as a buffer or transducer of resource enhancing or depleting factors that shape psychobiological development. *Aust N Z J Fam Ther* 38(4): 561-572.

Usuda, K., Nishi, D., Okazaki, E. et al. (2017) Optimal cut-off score of the Edinburgh Postnatal Depression Scale for major depressive episode during pregnancy in Japan. *Psychiatry Clin Neurosci* 71(12): 836-842.

Whooley, M.A. (2016) Screening for depression: A tale of two questions. *JAMA Intern Med* 176(4): 436-438.

Whooley, M.A., Avins, A.L., Miranda, J. et al. (1997) Case-finding instruments for depression. Two questions are as good as many. *J Gen Intern Med* 12(7): 439-445.

Yamashita, H., Yoshida, K., Nakano, H. et al. (2000) Postnatal depression in Japanese women. Detecting the early onset of postnatal depression by closely monitoring the postpartum mood. *J Affect Disord* 58(2): 145-154.

吉田敬子監修、吉田敬子・山下洋・鈴宮寛子 (2005)『産後の母親と家族のメンタルヘルス―自己記入式質問票を活用した育児支援マニュアル』母子保健事業団

Zlotnick, C., Tzilos, G., Miller, I. et al. (2016) Randomized controlled trial to prevent postpartum depression in mothers on public assistance. *J Affect Disord* 189: 263-268.

[第8章]

Ainsworth, M.D.S., Blelar, M.C., Waters, E. et al. (1978) *Patterns of attachment: A psychological study of the strange situation.* Erlbaum.

Aoki, Y., Zeanah C.H., Heller, S.S. et al. (2002) Parent-infant relationship global assessment scale: A study of its predictive validity. *Psychiatry Clin Neurosci* 56(5): 493-497.

Bakermans-Kranenburg, M.J., & van IJzendoorn, M.H. (2007) Research review: Genetic vulnerability or differential susceptibility in child development: The case of attachment. *J Child Psychol Psychiatry* 48(12): 1160-1173.

Belsky, J., & Pluess, M. (2009) Beyond diathesis stress: Differential susceptibility to environmental influences. *Psychol Bull* 135(6): 885-908.

Biringen, Z. (2000) Emotional availability: Conceptualization and research findings. *Am J Orthopsychiatry* 70(1): 104-114.

Boris, N.W., & Zeanah, C.H. (1999) Disturbances and disorders of attachment in infancy: An overview. *Infant Ment Health J* 20(1): 1-9.

Crittenden, P.M. (2017) *Raising parents: Attachment, representation, and treatment.* Routledge.

Jacobvitz, D., & Lyons-Ruth, K. (1999) Attachment disorganization: Unresolved loss, relational violence, and lapses in behavioral and attentional strategies. In: Cassidy, J., & Shaver, P. (eds.) *Handbook of attachment: Theory, research and clinical applications.* pp.520-554. Guilford Press.

Kim, P., & Watamura, S.E. (2015) *Two open windows: Infant and parent neurobiologic change.* The Aspen Institute.

Lyons-Ruth, K. (2015) Prologue to dissociation and the parent-infant dialogue: A longitudinal perspective from attachment research. *Attachment: New Directions in Relational Psychoanalysis and Psychotherapy* 9(3): 251-252.

Mathews, B., Norman, R., Dunne, M. et al. (2017) Improving measurement of child abuse and neglect: A systematic review and analysis of national prevalence studies. PROSPERO. (http://www.crd.york.ac.uk/PROSPERO/display_record.php?ID=CRD 42017068120)

Main, M., & Hesse, E. (1990) Parents' unresolved traumatic experiences are related to infant disorganized attachment status: Is frightened and/or frightening parental behavior the linking mechanism? In: Greenberg, M.T., Cicchetti, D., Cummings, E.M. (eds.) *Attachment in the preschool years: Theory, research, and intervention.* pp.161-182. University of Chicago Press.

Main, M., & Solomon, J. (1990) Procedures for identifying infants as disorganized/disoriented during the Ainsworth Strange Situation. *Attachment in the preschool years: Theory, research, and intervention* 1: 121-160.

Nemeroff, C.B. (2016) Paradise lost: The neurobiological and clinical consequences of child abuse and neglect. *Neuron* 89(5): 892-909.

Sameroff, A.J., & Emde, R.N. (eds.) (1989) *Relationship disturbances in early childhood: A developmental approach.* Basic Books.

Sonuga-Barke, E.J.S., Kennedy, M., Kumsta, R. et al. (2017) Child-to-adult neurodevelopmental and mental health trajectories after early life deprivation: The young adult follow-up of the longitudinal English and Romanian Adoptees study. *Lancet* 389(10078): 1539-1548.

Straus, M.A., Hamby, S.L., Finkelhor, D. et al. (1998) Identification of child maltreatment with the Parent-Child Conflict Tactics Scales: Development and psychometric data for a national sample of American parents. *Child Abuse Negl* 22(4): 249-270.

Zero to Three (2005) *DC:0-3: Diagnostic Classification of Mental Health And Development Disorders Of Infancy and Early Childhood. Revised edition.* Zero to Three Press.

van der Kolk, B.A. (2005) Developmental trauma disorder: Toward a rational diagnosis for children with complex trauma histories. *Psychiatric annals* 35(5): 401-408.

Zeanah, C.H., Chesher, T., Boris, N.W. et al. (2016) Practice parameter for the assessment and treatment of children and adolescents with reactive attachment disorder and disinhibited social engagement disorder. *J Am Acad Child Adolesc Psychiatry* 55(11): 990-1003.

[第9章]

Feygin, D.L., Swain, J.E., Leckman, J.F. (2006) The normalcy of neurosis: Evolutionary origins of obsessive-compulsive disorder and related behaviors. *Prog Neuropsychopharmacol Biol Psychiatry* 30(5): 854-864.

Schechter, D.S., Myers, M.M., Brunelli, S.A. et al. (2006) Traumatized mothers can change their minds about their toddlers: Understanding how a novel use of videofeedback supports positive change of maternal attributions. *Infant Mental Health J* 27(5): 429-447.

Schore, A.N. (2002) Dysregulation of the right brain: A fundamental mechanism of traumatic attachment and the psychopathogenesis of posttraumatic stress disorder. *Aust N Z J Psychiatry* 36(1): 9-30.

Swain, J.E., Lorberbaum, J.P., Kose, S. et al. (2007) Brain basis of early parent-infant interactions: Psychology, physiology, and in vivo functional neuroimaging studies. *J Child Psychol Psychiatry* 48(3-4): 262-287.

[第10章]

Bakermans-Kranenburg, M.J. & van IJzendoorn, M.H. (2007) Research Review: Genetic vulnerability or differential susceptibility in child development: The case of attachment. *J Child Psychol Psychiatry* 48(12): 1160-1173.

Belsky, J., & Pluess, M. (2009) Beyond diathesis stress: Differential susceptibility to environmental influences. *Psychol Bull* 135(6): 885-908.

Belsky, J., Steinberg, L., Draper, P. et al. (1991) Childhood experience, interpersonal development, and reproductive strategy: And evolutionary theory of socialization. *Child Dev* 62(4): 647-670.

Blos Jr., P. (1985) Intergenerational separation-individuation. Treating the mother-infant pair. *Psychoanal Study Child* 40(1): 41-56.

Chisholm, J.S., Ellison, P.T., Evans, J. et al. (1993) Death, hope, and sex: Life-history theory and the development of reproductive strategies [and comments and reply]. *Current anthropology* 34(1): 1-24.

生田憲正 (2006)「対象の内在化過程から見た思春期の精神発達：第二の個体化過程論と

アタッチメント（愛着）研究からの知見」『母子保健情報』54: 59-63.

McElhaney, K.B., Allen, J.P., Stephenson, J. C. et al. (2009) Attachment and autonomy during adolescence. In: Lerner, R.M., & Steinberg, L. (eds.) *Handbook of adolescent psychology: Individual bases of adolescent development.* pp.358-403. John Wiley & Sons.

Sonuga-Barke, E.J.S., Kennedy, M., Kumsta, R. et al. (2017) Child-to-adult neurodevelopmental and mental health trajectories after early life deprivation: The young adult follow-up of the longitudinal English and Romanian Adoptees study. *Lancet* 389(10078): 1539-1548.

Tronick, E. (2017) The caregiver-infant dyad as a buffer or transducer of resource enhancing or depleting factors that shape psychobiological development. *Aust N Z J Fam Ther* 38(4): 561-572.

Zeanah, C.H., & Gleason, M.M. (2015) Annual research review: Attachment disorders in early childhood--clinical presentation, causes, correlates, and treatment. *J Child Psychol Psychiatry* 56(3): 207-222.

[第11章]

Allen, J.G., Fonagy, P., Bateman, A.W. (2008) *Mentalizing in clinical practice.* American Psychiatric Association Publishing.

Baron-Cohen, S., Leslie, A.M., Frith, U. (1985) Does the autistic child have a "theory of mind"? *Cognition* 21(1): 37-46.

Beebe, B., Jaffe, J., Markese, S. et al. (2010) The origins of 12-month attachment: A microanalysis of 4-month mother-infant interaction. *Attach Hum Dev* 12(1-2): 3-141.

Choi-Kain, L.W., & Gunderson, J.G. (2008) Mentalization: ontogeny, assessment, and application in the treatment of borderline personality disorder. *Am J Psychiatry* 165 (9): 1127-1135.

Fearon, P., Shmueli-Goetz, Y., Viding, E. et al. (2014) Genetic and environmental influences on adolescent attachment. *J Child Psychol Psychiatry* 55(9): 1033-1041.

Feldman, R. (2007) Parent-infant synchrony and the construction of shared timing: Physiological precursors, developmental outcomes, and risk conditions. *J Child Psychol Psychiatry* 48(3-4): 329-354.

Fonagy, P., Steele, H., Steele, M. (1991a) Maternal representations of attachment during pregnancy predict the organization of infant-mother attachment at one year of age. *Child Dev* 62(5): 891-905.

Fonagy, P., Steele, M., Steele, H. et al. (1991b) The capacity for understanding mental states: The reflective self in parent and child and its significance for security of attachment. *Infant Ment Health J* 12(3): 201-218.

Fonagy, P., Target, M., Steele, H. et al.（1998）*Reflective-functioning manual, version 5.0, for application to adult attachment interviews.* University College London.

Fonagy, P., & Target, M.（2003）*Psychoanalytic theories: Perspectives from developmental psychopathology.* Whurr publishers.

藤岡孝志（2015）「施設臨床における『養育者－子ども相互性』支援システムの構築：共感疲労とFR行動，メンタライジングに焦点をあてて」『日本社会事業大学研究紀要』61: 113-135.

Happé, F.（2015）Autism as a neurodevelopmental disorder of mind-reading. *Journal of the British Academy* 3: 197-209.

濱田庸子（1990）「乳幼児表情写真（I FEEL Picture）に対する精神分裂病女性患者の情緒反応に関する研究」『慶応医学』67: 1051-1065.

濱田潤子（2010）「子どものネガティブ感情表出に対する母親の対処法と内省機能との関連」『ヒューマンサイエンス』13: 101-103.

林創（2002）「児童期における再帰的な心的状態の理解」『教育心理学研究』50(1): 43-53.

板倉昭二（2007）「『心』を理解する心：メンタライジングの発達」『物性研究』88(4): 552-563.

Kalland, M., Fagerlund, Å., von Koskull, M. et al.（2016）Families first: The development of a new mentalization-based group intervention for first-time parents to promote child development and family health. *Prim Health Care Res Dev* 17(1): 3-17.

鹿子木康弘・森口佑介・板倉昭二（2009）「内省能力と二次的信念の理解との発達的関連：再帰的な思考の役割から」『発達心理学研究』20(4): 419-427.

Kay, C.L., & Green, J.M.（2016）Social cognitive deficits and biases in maltreated adolescents in U.K. out-of-home care: Relation to disinhibited attachment disorder and psychopathology. *Dev Psychopathol* 28(1): 73-83.

小林隆児（1999）『自閉症の発達精神病理と治療』岩崎学術出版社

小林隆児（2000）『自閉症の関係障害臨床：母と子のあいだを治療する』ミネルヴァ書房

小林隆児（2015）『あまのじゃくと精神療法：「甘え」理論と関係の病理』弘文堂

Luyten, P., & Fonagy, P.（2014）Assessing mentalising in attachment contexts. In: Farnfield, S., & Holmes, P.（eds.）*The Routledge handbook of attachment: Assessment.* pp.210-216. Routledge.

Lyons-Ruth, K.（1999）The two-person unconscious: Intersubjective dialogue, enactive relational representation, and the emergence of new forms of relational organization. *Psychoanal Inq* 19(4): 576-617.

Lyons-Ruth, K.（2003）Dissociation and the parent-infant dialogue: A longitudinal perspective from attachment research. *J Am Psychoanal Assoc* 51(3): 883-911.

Main, M., & Solomon, J.（1990）Procedures for identifying infants as disorganized/disoriented during the Ainsworth Strange Situation. In: Greenberg, M.T., Cicchetti, D., Cummings, E.M.（eds.）*Attachment in the preschool years: Theory, research and intervention.* pp.121-160. University of Chicago Press.

Main, M., & Hesse, E. (1992) Disorganized/disoriented infant behavior in the strange situation, lapses in the morning of reasoning and discourse during the parent's Adult Attachment Interview, and dissociative states. In: Fonagy, P. (ed.) *Attachment and psychoanalysis.* pp.86-140. Other Press.

松﨑泰・川住隆一・田中真理 (2016)「自閉スペクトラム症者の共感に関する研究の動向と課題」『東北大学大学院教育学研究科研究年報』64(2): 69-86.

Meins, E., Fernyhough, C., Wainwright, R. et al. (2002) Maternal mind-mindedness and attachment security as predictors of theory of mind understanding. *Child Dev* 73(6): 1715-1726.

Meins, E., Fernyhough, C., Wainwright, R. et al. (2003) Pathways to understanding mind: Construct validity and predictive validity of maternal mind-mindedness. *Child Dev* 74(4): 1194-1211.

明和政子 (2016)「発達初期の他者理解：行為の理解から心的状態の理解へ」『精神医学』58(1): 23-28.

中野茂 (2014)「インターサブジェクティブな心の発達：二者関係から多者関係へ」『乳幼児医学・心理学研究』23(1): 1-9.

大神英裕 (2002)「共同注意行動の発達的起源」『九州大学心理学研究』3: 29-39.

大藪泰 (2014)「乳児の共同注意の研究パラダイム：人間の心の基本形を探る」『早稲田大学大学院文学研究科紀要』59: 5-20.

岡藤円春 (2008)「妊娠中の女性の情緒応答性の検討：日本版IFEEL Picturesにおける応答反応カテゴリー作成の試み」『日本女子大学大学院人間社会研究科紀要』14: 163-179.

小原倫子 (2010)「母子関係における母親の情動認知の発達：生後4ヶ月から12ヶ月までの縦断研究」『愛知江南短期大学紀要』39: 27-37.

Olds, D., Henderson Jr., C.R., Cole, R. et al. (1998) Long-term effects of nurse home visitation on children's criminal and antisocial behavior: 15-year follow-up of a randomized controlled trial. *JAMA* 280(14): 1238-1244.

Premack, D., & Woodruff, G. (1978) Does the chimpanzee have a theory of mind? *Behavioral and Brain Sciences* 1: 515-526.

Rutter, M., Kreppner, J., Sonuga-Barke, E. (2009) Emanuel Miller Lecture: Attachment insecurity, disinhibited attachment, and attachment disorders: Where do research findings leave the concepts? *J Child Psychol Psychiatry* 50(5): 529-543.

Rutter, M. (2014) Commentary: Attachment is a biological concept? A reflection on Fearon et al. *J Child Psychol Psychiatry* 55(9): 1042-1043.

Sanefuji, W., Yamashita, H., Ohgami, H. (2009) Shared minds: Effects of a mother's imitation of her child on the mother-child interaction. *Infant Ment Health J* 30(2): 145-157.

Sanefuji, W., & Ohgami, H.（2013）"Being–Imitated" Strategy at Home–Based Intervention for Young Children with Autism. *Infant Ment Health* J 34(1): 72-79.

篠原郁子（2009）「母親の『子どもの心に目を向ける傾向』の発達的変化について：生後5年間に亘る縦断的検討」『発達研究』23: 73-84.

Shizawa, M., Sanefuji, W., Mohri, I.（2012）「母子相互交渉にみる明示的手がかり：自閉症児と定型発達児の事例比較」『特殊教育学研究』49(6): 745-754.

Slade, A., Sadler, L.S., Mayes, L.C.（2005）Minding the baby: Enhancing parental reflective functioning in a nursing/mental health home visiting program. *Psychoanal Study Child* 60: 74-100.

Trevarthen, C., & Aitken, K.J.（2001）Infant intersubjectivity: Research, theory, and clinical applications. *J Child Psychol Psychiatry* 42(1): 3-48.

Tronick, E.Z., & Cohn, J.F.（1989）Infant-mother face-to-face interaction: Age and gender differences in coordination and the occurrence of miscoordination. *Child Dev* 60(1): 85-92.

[第12章]

Fonagy, P., Luyten, P., Campbell, C. et al.（2013）Epistemic trust, psychopathology and the great psychotherapy debate.（https://societyforpsychotherapy.org/epistemic-trust-psychopathology-and-the-great-psychotherapy- debate/）

Fonagy, P., Campbell, C., Bateman, A.（2017）Mentalizing, attachment, and epistemic trust in group therapy. *Int J Group Psychother* 67(2): 176-201.

生田憲正（2006）「対象の内在化過程から見た思春期の精神発達：第二の個体化過程論とアタッチメント（愛着）研究からの知見」『母子保健情報』54: 59-63.

狩野力八郎（2009）『方法としての治療構造論：精神分析的心理療法の実践』金剛出版

黒木俊秀（2016）「エビデンスを超えて通いあう：サイコセラピーの科学」『日本サイコセラピー学会雑誌』17(1): 5-13.

近藤直司・小林真理子・有泉加奈絵他（2004）「思春期・青年期における不登校・ひきこもりと発達障害」『精神保健研究』17: 17-24.

近藤直司（2001）「ひきこもりケースの理解と治療的アプローチ」近藤直司編『ひきこもりケースの家族援助：相談・治療・予防』pp.13-27. 金剛出版

中村伸一（2007）「児童青年期の家族臨床」『児童青年期精神医学とその近隣領域』48(4): 416-421.

奥山眞紀子（2014）「子どもの心の診療に携わる医師等の育成：子どもの心の診療ネットワーク事業」『公衆衛生』78(6): 410-414.

齊藤万比古（2005）「児童精神科における入院治療」『児童青年精神医学とその近接領域』46(3): 231-240.

齊藤万比古（主任研究者）（2010）『思春期のひきこもりをもたらす精神科疾患の実態把握

と精神医学的治療・援助システムの構築に関する研究　平成21年度総括・分担研究報告書（厚生労働科学研究費補助金こころの健康科学研究事業）』

高岡健・関正樹（2005）「自閉症スペクトラムの1症例にみられた気分障害とカタトニー」『臨床精神医学』34(9): 1157-1162.

山下洋（1999a）「思春期の家庭内暴力と森田療法」『森田療法学会雑誌』10(1): 65-69.

山下洋（1999b）「森田療法の視点からみた青年期症例の治療における課題」『治療の聲』2(1): 89-95.

山下洋・吉田敬子（2014）「児童精神医学の研修システムにおけるキャリーオーバー」『精神神経学雑誌』116(7): 584-589.

柳澤正義（2006）「子どもの心の診療に携わる専門的人材の育成に関する研究」柳津正義（主任研究者）『子どもの心の診療に携わる専門的人材の育成に関する研究　平成17年度総括・分担研究報告書（厚生労働科学研究費補助金子ども家庭総合研究事業）』10-31.

[補　章]

Abramovich, I.A. (2012) No safe place to go-LGBTQ youth homelessness in Canada: Reviewing the literature. *Canadian Journal of Family and Youth* 4(1): 29-51.

Allidina, A., Humphrey, M., John, K. et al. (2015) Linking services to outcomes. The Public Good Initiative. (https://ywcacanada.myhostpanel.net/data/research_docs/00000348.pdf)

Austin, M.P., & Marcé Society Position Statement Advisory Committee. (2014) Marcé International Society position statement on psychosocial assessment and depression screening in perinatal women. *Best Pract Res Clin Obstet Gynaecol* 28(1): 179-187.

Burd, L., & Moffatt, M.E. (1994) Epidemiology of fetal alcohol syndrome in American Indians, Alaskan Natives, and Canadian Aboriginal peoples: A review of the literature. *Public Health Rep* 109(5): 688-693.

Christensen, J., Andrew, P., Dene, T. et al. (2016) 'They don't let us look after each other like we used to': Reframing indigenous homeless geographies as home/journeying in the Northwest Territories, Canada. In: Peters, E., Christensen, J. (eds.) *Indigenous homelessness: Perspectives from Canada, Australia, and New Zealand.* University of Manitoba Press.

Corliss, H.L., Goodenow, C.S., Nichols, L. et al. (2011) High burden of homelessness among sexual-minority adolescents: Findings from a representative Massachusetts high school sample. *Am J Public Health* 101(9): 1683-1689.

Doney, R., Lucas, B.R., Watkins, R.E. et al. (2016) Visual-motor integration, visual perception, and fine motor coordination in a population of children with high levels of Fetal Alcohol Spectrum Disorder. *Res Dev Disabil* 55: 346-357.

Firestone, M., Tyndall, M., Fischer, B. (2015) Substance use and related harms among Aboriginal people in Canada: A comprehensive review. *J Health Care Poor Underserved* 26(4): 1110-1131.

Fournier, S., & Crey, E. (1997) *Stolen from our embrace*. Douglas & McIntyre.

Gaetz, S., Gulliver, T., Richter, T. (2014) The state of homelessness in Canada 2014. The Homeless Hub Press. (https://homelesshub.ca/sites/default/files/attachments/SOHC2014.pdf)

Gaetz, S. (2010) The Struggle to end homelessness in Canada: How we created the crisis, and how we can end it. *Open Health Serv Policy J* 3(21): 21-26.

Haskell, L., & Randall, M. (2009) Disrupted attachments: A social context complex trauma framework and the lives of aboriginal peoples in Canada. *J Aborig Health* 5(3): 48-99.

Kingston, D., McDonald, S., Tough, S. et al. (2014) Public views of acceptability of perinatal mental health screening and treatment preference: A population based survey. *BMC pregnancy and childbirth* 14(1): 67.

Kirmayer, L.J., Brass, G.M., Tait, C.L. (2000) The mental health of Aboriginal peoples: Transformations of identity and community. *Can J Psychiatry* 45(7): 607-616.

Kirmayer, L.J., Gone, J.P., Moses, J. (2014) Rethinking historical trauma. *Transcult Psychiatry* 51(3): 299-319.

Kirmayer, L.J., & Crafa, D. (2014) What kind of science for psychiatry? *Front Hum Neurosci* 8: 1-12.

中村直樹 (2014)「社会的養護とパーマネンシーの保障：施設養護, 里親, そして家族復帰」『北海道教育大学紀要』65(1): 75-87.

Nutton, J., & Fast, E. (2015) Historical trauma, substance use, and indigenous peoples: Seven generations of harm from a "Big Event". *Subst Use Misuse* 50(7): 839-847.

Park, M.M., Zafran, H., Stewart, J. et al. (2014) Transforming mental health services: A participatory mixed methods study to promote and evaluate the implementation of recovery-oriented services. *Implement Sci* 9. (doi: 10.1186/s13012-014-0119-7.)

Representative for Children and Youth (2016) Too many victims sexualized violence in the lives of children and youth in Care: An aggregate review. (https://www.rcybc.ca/sites/default/files/documents/pdf/reports_publications/rcy_toomanyvictimsfinal.pdf)

Rutman, D. (2016) Becoming FASD informed: Strengthening practice and programs working with women with FASD. *Subst Abuse* 10 (Suppl1): 13-20.

Saewyc, E.M., Skay, C.L., Pettingell, S.L. et al. (2006) Hazards of stigma: the sexual and physical abuse of gay, lesbian, and bisexual adolescents in the United States and Canada. *Child Welfare* 85(2): 195-213.

澁谷昌史 (2002)「家族保全の研究 (1) 文献研究を通じた家族保全概念の考察」『日本子

ども家庭総合研究所紀要』39: 283-289.

St-André, M., Reebye, P.N., Wittenberg, J.V. (2010) Infant mental health in Canada: Initiatives from British Columbia, Québec and Ontario. *J Can Acad Child Adolesc Psychiatry* 19(2): 116-123.

滝川一廣（2016）「子どもを育てる難しさと子育ての失調」『そだちの科学』27: 2-8.

Thanh, N.X., & Jonsson, E.（2015）Costs of fetal alcohol spectrum disorder in the Canadian criminal justice system. *J Popul Ther Clin Pharmacol* 22(1): e125-131.

Whalen, D.H., Moss, M., Baldwin, D.（2016）Healing through language: Positive physical health effects of indigenous language use. F1000Research 5.（doi: 10.12688/f1000research.8656.1）

索　引

あ行

アタッチメント行動　11-17, 22, 35, 48, 50-51, 53-55, 75, 89, 115, 117, 125-126, 139, 153, 156-157
　——パターン　12-13, 36, 38, 55-57, 88-89, 126-127, 141, 155, 159, 170
　——表象　18, 48, 75, 119, 161
　——理論　第1章, 45, 48, 56, 136, 156, 170-171
安心感の輪　54, 131
安全基地（の歪み）　15, 24, 29, 36, 38, 54, 91, 112, 114-115, 126, 134, 137-140, 142
安定型　→Bタイプ
アンビヴァレント・抵抗型　→Cタイプ
ウィニコット，ドナルド　45-46, 62, 115, 123, 135, 138, 143
エインズワース，メアリー　11, 50, 55, 57, 62, 112, 120, 141, 154, 176
エジンバラ産後うつ病質問票　99-101, 106, 186
オキシトシン　83, 124
親‐乳幼児精神療法　72-73

か行

回避型　→Aタイプ
間主観性　61, 71, 151-153, 155, 170
逆模倣　150
心の理論　125, 147-150, 160
子ども虐待　83-84, 107-108, 第8章, 179
子どもの権利条約　175-178, 199

さ行

再組織化　20, 142, 171, 173
差次感受性仮説　19, 42, 57, 94, 120, 141
視床下部‐下垂体‐副腎系　79, 82-83
自閉スペクトラム症　35, 71-72, 147, 150, 152, 169-170
情緒的応答性　23, 52, 62, 64-65, 67, 74-75,

112-113, 118, 161
小児期逆境体験　19, 21-24, 33, 57, 105-106, 120, 138, 141-142
進化論的両賭け　57, 141
新生児模倣　150-151
心的外傷後ストレス障害　→PTSD
スティルフェイスパラダイム　52, 67-68, 151
ストレンジ・シチュエーション法　11, 22, 55, 88-90, 126
成人アタッチメント面接　18, 20, 69-70, 153, 161
世代間伝達　18-20, 28, 33, 49, 52-53, 57, 70, 73, 第6章, 120, 138-139, 141-142, 158-160, 177, 182, 184-185, 188

た行

ダーウィン，チャールズ　51, 56-57
胎児性アルコール症候群　26, 190-191
対象喪失　47-50, 56-57
脱愛着　48, 53
脱抑制型対人交流障害　17, 25-29, 56, 115, 138, 199

な・は行

内省機能　153-155, 161
パーマネンシープラン　176, 179, 198
剥奪特異的心理発達パターン　28, 32, 56, 117, 135
発達精神病理学　19-20, 33, 55-56, 92-93, 156-160
発達性トラウマ障害　19, 37-41, 117
母親の感受性　57, 112, 120, 141, 154
反応性アタッチメント（愛着）障害　15-19, 第2章, 34-38, 45, 56, 89-91, 115, 118, 138-139, 159, 189, 194
不安定型　12, 15, 48-50, 52, 71, 89-91, 114, 137-138
フォナギー，ピーター　47, 92, 145, 153-155,

225

157-158, 161, 172
ブカレスト早期介入プロジェクト　16, 25
複雑性PTSD　36, 39-42, 140
複雑性トラウマ　183
物質依存　63-64, 118, 181, 186-187, 189-191, 193, 195
分離不安　50-53, 74, 第9章
ボウルビィ, ジョン　11, 17, 第4章, 89, 133, 135, 141, 176
母性的ケアの剥奪　46, 135, 143
ボンディング　62, 65-67

ま・や・ら行

ミラーニューロン　148
無秩序・無方向型　→Dタイプ
メンタライジング　第11章, 170, 172
メンタライゼーション　92
ユニバーサル・スクリーニング　76, 98-109, 185
乳幼児の権利宣言　175-176, 178, 199
歴史的トラウマ　181-183
レジリエンス　19, 76, 87, 93-94, 98, 110, 136, 153-154, 170, 183, 196
ロバートソン・フィルム　11, 46

A to Z

Aタイプ　12, 15, 26, 114, 126, 137
ADHD　10, 19, 28, 34-36, 42, 80, 90, 94-95, 117, 136, 167-168
Adult Attachment Interview（AAI）　→成人アタッチメント面接
Adverse Childhood Experiences（ACEs）　→小児期逆境体験
ASD　→自閉スペクトラム症
Bタイプ　12, 20, 88-90, 114, 126, 137, 152-153
Bet Hedging　→進化論的両賭け
Cタイプ　12, 15, 114, 127, 133, 137
Circle of Security　→安心感の輪
Dタイプ　12-19, 27-29, 36, 38, 48, 53, 55, 71, 89-91, 114-115, 117-118, 129-130, 137-138, 140, 142-143, 157, 159-160
Deprivation Specific Psychological Patterns　→剥奪特異的心理発達パターン
Developmental Trauma Disorder　→発達性トラウマ障害
Detachment　→脱愛着
Differential Susceptibility Hypothesis　→差次感受性仮説
Disinhibited Social Engagement Disorder（DSED）　→脱抑制型対人交流障害
HPA-Axis　→視床下部 - 下垂体 - 副腎系
Maternal Deprivation　→母性的ケアの剥奪
Maternal Sensitivity　→母親の感受性
Parent-Infant Psychotherapy　→親 - 乳幼児精神療法
Parental Brain　63
PTSD　23, 37-40, 63-64, 66, 74, 90-91, 118, 130
Reactive Attachment Disorder（RAD）　→反応性アタッチメント（愛着）障害
Strange Situation Procedure（SSP）　→ストレンジ・シチュエーション法

初出一覧

第 1 章 「アタッチメント理論と発達精神病理学」『教育と医学』64(11): 12-21, 2016.

第 2 章 「アタッチメントの臨床診断とフォーミュレーションの意義：反応性アタッチメント障害を中心に」『こころの科学』198: 24-30, 2018.

第 3 章 「発達精神病理学からみたトラウマとアタッチメント」『トラウマティック・ストレス』14(1): 29-38, 2016.

第 4 章 「愛着対象とその喪失 3 部作：John Bowlby」『精神医学』60(10): 1119-1128, 2018.

第 5 章 「母子関係と乳幼児精神医学」『児童青年精神医学とその近接領域』57(2): 261-272, 2016.

第 6 章 「母子精神保健と世代間伝達：総説」『乳幼児医学・心理学研究』23(2): 85-101, 2014.（錦井友美・吉田敬子と共著）

第 7 章 「周産期メンタルヘルスと母子保健：いま地域保健師に期待される役割」『乳幼児医学・心理学研究』27(2): 95-105, 2018.（鈴宮寛子・吉田敬子と共著）

第 8 章 「児童虐待における養育者－子どもの関係性とその障害：アタッチメント形成と精神発達への長期的影響の視点から」『臨床精神医学』47(9): 965-973, 2018.

第 9 章 「子どもの不安と母子関係」『教育と医学』59(10): 948-957, 2011.

第10章 「思春期のアタッチメント：エビデンスから臨床へ」『教育と医学』66(10): 848-859, 2018.

第11章 「メンタライジングの発達と乳幼児精神保健」『乳幼児医学・心理学研究』25(2): 85-98, 2016.

第12章 「思春期・青年期の事例を通じて学び・教えること：何が知識と経験を共有する過程を支えるか」『思春期青年期精神医学』27(1): 8-15, 2017.（吉田敬子と共著）

補　章 「カナダ・ブリティッシュコロンビア州の児童福祉：歴史的トラウマと養育困難の世代間伝達抑止に向けて」『こころの科学』205: 2-9, 2019.

●著者略歴

山下　洋（やました・ひろし）

1985年九州大学医学部卒業。医学博士。専門は児童青年期精神医学。九州大学医学部精神科神経科助手等を経て、現在、九州大学病院子どものこころの診療部特任准教授。著書に『妊娠中から始めるメンタルヘルスケア：多職種で使う3つの質問票』（吉田敬子・鈴宮寛子との共同監修、日本評論社）などがある。

アタッチメントの精神医学　愛着障害と母子臨床

2019年6月15日　第1版第1刷発行

著　者——山下　洋
発行所——株式会社　日本評論社
　　　　　〒170-8474　東京都豊島区南大塚3-12-4
　　　　　電話　03-3987-8595（編集）-8621（販売）
　　　　　振替　00100-3-16
印刷所——港北出版印刷株式会社
製本所——井上製本所
装　幀——図工ファイブ

©Hiroshi Yamashita 2019
ISBN 978-4-535-98472-1　　　　Printed in Japan

|JCOPY|＜(社)出版者著作権管理機構　委託出版物＞

本書の無断複写は著作権法上での例外を除き禁じられています。複写される場合は、そのつど事前に、(社)出版者著作権管理機構（電話 03-5244-5088、FAX 03-5244-5089、e-mail: info@jcopy.or.jp）の許諾を得てください。
また、本書を代行業者等の第三者に依頼してスキャニング等の行為によりデジタル化することは、個人の家庭内の利用であっても、一切認められておりません。

妊娠中から始める メンタルヘルスケア
多職種で使う3つの質問票

吉田敬子・山下 洋・鈴宮寛子【監修】

妊娠・出産・子育てに取り組む母親へのメンタルケアを担う全国の助産師・保健師・福祉スタッフのための育児支援マニュアル改訂版。

◆本体 2,200 円+税／B5判

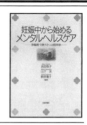

虐待・トラウマを受けた 乳幼児の心理療法
――― 発達と愛着の回復をめざして

ジョイ・D・オソフスキー、フィリップ・T・ステプカ、ルーシー・S・キング【著】 大薮 泰【監訳】 小室愛枝【訳】

マルトリートメントやDVなどのトラウマにさらされた幼い子どもたちへの治療法を、丁寧に解説。 ◆本体 2,400 円+税／A5判

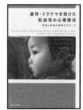

愛着障害としての アディクション

フィリップ・J・フローレス【著】

小林桜児・板橋登子・西村康平【訳】

アルコールや薬物、ギャンブル・セックスなどのアディクションを人間関係の病と捉え、豊富な症例をもとに治療の本質を描き出す。

◆本体 3,000 円+税／A5判

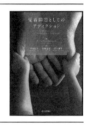

虐待・DV・トラウマに さらされた親子への支援
―― 子ども-親心理療法 ◆本体 2,400 円+税／A5判

アリシア・F・リーバマン、シャンドラ・道子・ゴッシュ・イッペン、パトリシア・ヴァン・ホーン【著】

渡辺久子【監訳】 佐藤恵美子・京野尚子・田中祐子・小室愛枝【訳】

乳幼児期の親子関係を支え、暴力の世代間伝達を断ち切る！豊富な事例とともに贈る、支援者必携の具体的手引き。

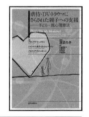

子どもの 感情コントロールと 心理臨床

大河原美以【著】

きれる、かんしゃく、暴力、いじめ、不登校、リストカット…子どもの心の問題はどのように生じるかを明快に解き、支援の青写真を描く。

◆本体 2,000 円+税／A5判

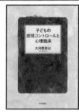

日本評論社
https://www.nippyo.co.jp/